Repetitorium für Heilpraktiker

Volker Koch

Volker Koch

Repetitorium für Heilpraktiker-Anwärter aller Schulen

Ein Frage- und Antwortkatalog als Wiederholungs- und Auffrischungshilfe des Wissensstoffes zur Vorbereitung auf die Heilpraktikerüberprüfung sowie ein Nachschlagewerk für Therapeuten und Dozenten

Sommer-Verlag GmbH

ISBN 3-925367-30-6

3. überarbeitete Auflage

Waidplatzstraße 5, 7835 Teningen 3, Telefon 07663/2087

Gesamtherstellung: Rombach GmbH Druck- und Verlagshaus, 7800 Freiburg i. Br.

KAPITEL VII

Fragen und Antworten zur Laboratoriumsdiagnostik

KAPITEL VIII

Leitsymptome

KAPITEL IX
Gesetzeskunde

KAPITEL X
Hygiene / Impfungen

KAPITEL XI

Solingen, im April 1987

Sehr geehrte Leserin
Sehr geehrter Leser

Als Vorstandsmitglied des Bildungs- und Gesundheitsforums e. V., Solingen, welches sich mit der Aus- und Fortbildung von Heilpraktikern und naturheilkundlich interessierten Laien beschäftigt, habe ich die Ehre, das Geleitwort für dieses Buch zu schreiben.

Seit Jahren ist allen Heilpraktikeranwärtern bewußt, daß die Überprüfungen bei den Gesundheitsämtern immer umfangreicher und schwieriger werden. Das Niveau der Überprüfungen hat in den letzten Jahren zugenommen und es werden zum Teil auch bereits praktische Fertigkeiten überprüft. Diese Entwicklung ist im Sinne unserer Patienten durchaus zu begrüßen, wenngleich es den Anwärter oftmals mutlos werden läßt. Da er jedoch als praktizierender Kollege oder Kollegin eigenverantwortlich tätig sein möchte, dieses ein umfangreiches Wissen um die menschlichen Strukturen und funktionellen Gegebenheiten sowie ihrer pathologischen Erscheinungsformen voraussetzt, wird er diesen beschwerlichen Weg gehen müssen. Wir alle sind ihn während unserer Ausbildung gegangen und oftmals hat es Höhen und Tiefen gegeben. Auch wir haben hin und wieder aufgeben wollen und gefragt „WARUM“ dies alles. Dann hat jedoch immer wieder der Wunsch gesiegt, mit unseren Mitteln Anderen zu helfen sowie die wunderbaren Möglichkeiten der naturheilkundlichen Therapie an unsere Patienten weiterzugeben. Vielen ist im Laufe der Zeit hierdurch geholfen worden.

Leider wurde von den Heilpraktikeranwärtern sowie den Dozenten an Ausbildungseinrichtungen immer wieder ein Werk vermißt, welches in Form eines Repetitoriums auf das Überprüfungsziel zeitgemäß vorbereitete. Es sollte den heute prüfungsrelevanten Stoff sachgerecht behandeln und die Möglichkeit einer optimalen Prüfungsvorbereitung beinhalten. Dem bereits tätigen Heilpraktiker wäre es ein willkommenes Fortbildungsinstrumentarium, mit dem er seine Kenntnisse auffrischen kann. Diese Lücke ist nun durch das vorliegende Werk geschlossen worden. Besonders die in den letzten Jahren neu hinzugekommenen Überprüfungsinhalte, wie z. B. Notfallmedizin, werden ebenso abgedeckt wie klassische Themen, z. B. Infektionskrankheiten und Gesetzeskunde. Der Schüler hat hier durch Frage und Antwort die Möglichkeit, seine Kenntnisse und Fähigkeiten zu bewerten.

Der Verfasser des Werkes ist Ausbildungsleiter an unserer Heilpraktikerschule, praktizierender Kollege und von daher mit der Problematik bestens vertraut.
Ich wünsche diesem Werk weite Verbreitung, da ich es für eine gelungene Darstellung der Überprüfungsschwerpunkte halte. Möge es allen Kollegen und Kolleginnen die Vorbereitung auf die Überprüfung und die spätere Arbeit am und mit dem Patienten erleichtern.

Walter Cremer
Heilpraktiker/Psychotherapeut

Vorwort zur 1. Auflage

Dieses REPETITIONSWERK ist ein seit längerer Zeit erwartetes, den heutigen Prüfungsbedingungen entsprechendes Vorbereitungsbuch für fortgeschrittene Heilpraktikeranwärter.
Wiederholungen von Fragen und Antworten des überprüfbaren Wissens sollen dem Heilpraktikerstudenten eine effektive Hilfe sein, um zu einem erfolgreichen Bestehen der Heilpraktikerprüfung zu gelangen. Zu Beginn des Frage- und Antwortkataloges sollen dem Benutzer dieses Buches Hinweise und Ratschläge für „effektvolles Lernen“ vermittelt werden. Prüfungsrelevante Fachgebiete sollen dann in den Bereichen Anatomie, Physiologie, Allgemeine Pathologie, Spezielle Pathologie, Psychosomatische Erkrankungen, Komatöse Zustände, Laboratoriumsdiagnostik, Notfallmedizin, Anamneseerhebung und klinische Untersuchungen, Infektionserkrankungen, Geschlechtskrankheiten, Gesetzeskunde und Hygiene/Impfungen abgefragt und beantwortet werden.
Außerdem wird in dem Kapitel „Leitsymptome“ dem Benutzer dieses Buches die Möglichkeit gegeben, differentialdiagnostische Überlegungen anzustellen.

Das vorliegende Buch ist kein Lehrbuch. Vielmehr stellt diese Zusammenfassung von Fragen und Antworten einen „Aufbau“ für Absolventen der Heilpraktikerschule dar.
An dieser Stelle möchte ich mich bei den Dozenten sowie bei den Heilpraktikerstudenten des Bildungs- und Gesundheitsforums Solingen bedanken, ohne deren Hilfe dieses Buch in dieser Form nicht erschienen wäre.
Ein besonderer Dank gilt aber auch meiner Frau, Michaela Herrfurth-Koch, die mir bei der Erstellung dieses Repetitoriums eine wertvolle Hilfe war.

Volker Koch Solingen, April 1987

Vorwort zur 2. Auflage

Das „Repetitorium für Heilpraktiker aller Schulen“, das hier in der 2. Auflage vorliegt, bringt einen knappen, aber umfassenden Überblick über das Gesamtgebiet des Prüfungsstoffes bei der Heilpraktikerprüfung.
Da die 1. Auflage innerhalb kürzester Zeit vergriffen war, entschlossen wir uns für eine Neuauflage in unveränderter Form. Das heißt, die didaktischen Vorzüge der 1. Auflage werden auch in dem hier vorliegenden Buch voll und ganz zur Geltung gebracht.
Das Buch ersetzt zwar keine speziellen Lehrbücher, kann aber in der Schlußphase, kurz vor der Prüfung, eine sehr gute Hilfe darstellen. Besonderer Dank gebührt dem Sommer-Verlag, Teningen, der diese Neuauflage ermöglichte.
Allen Heilpraktikerstudenten, welche in der Schlußphase ihrer Ausbildung mit diesem Buch arbeiten, wünsche ich einen guten Prüfungserfolg.

Volker Koch, Heilpraktiker Solingen, April 1988

Kapitel I

Ratschläge und Hinweise für effektvolles Lernen

> Ein chinesisches Sprichwort sagt:
> „Es sind die Maulwurfshügel
> und nicht die hohen Berge
> über die wir stolpern."

Was soll dieses Sprichwort zu Anfang eines Kapitels über wirkungsvolles Lernen?
Sicherlich will es uns nicht sagen, daß die amtsärztliche Überprüfung bei dem Gesundheitsamt für den Heilpraktikerstudenten ein leichter Spaziergang sein wird. Das Gegenteil ist der Fall. Die Prüfungen, die vor dem Amtsarzt und auch den Beisitzern (Heilpraktikern) abgelegt werden, sind nicht nur umfangreicher, sondern in den letzten Jahren tatsächlich schwieriger geworden. Das chinesische Sprichwort ist im übertragenen Sinne auf unseren Stoff angewandt, insoweit interessant, als daß wir sehr schnell in Prüfungsschwierigkeiten gelangen könnten, wenn wir in unseren Prüfungsvorbereitungen nicht auch lernpsychologische Überlegungen mit einbeziehen.
Um mit dem vorliegenden Buch wirkungsvoll arbeiten zu können, ist folgendes für den Benutzer von Bedeutung:
Jeder Lernprozeß verlangt von dem Lernenden einen systematischen Aufbau des zu erlangenden Wissensstoffes. Es ist nur schrittweise möglich, auf bereits bestehendem Wissen neues aufzubauen. Hier bietet sich tatsächlich ein Vergleich mit der Erbauung eines Hauses an. Bevor mit dem Hausbau begonnen wird, muß zuerst der Bauplatz freigeräumt sein, damit ein tragfähiges Fundament geschaffen werden kann. Hierauf erst kann Stein für Stein ein fertiges Haus entstehen.
Die Grundvoraussetzung für jeden Lernprozeß bedeutet also, ein klar festgelegtes Ziel zu finden (erfolgreiche Prüfung bei dem Gesundheitsamt). Um diese Grundvoraussetzung zu erfüllen, ist es unbedingt notwendig, für gewisse Zeit sonstige Interessen des Lernenden weitgehend zurückzustellen. Nur so können Sie die zur Verfügung stehende Energie konzentrativ auf die wirkungsvolle Prüfungsvorbereitung nutzen.

Wie gehen Sie nun mit der Ihnen zur Verfügung stehenden Energie um? Aus psychologischer Sicht bedeutet das Arbeiten mit dem vorliegenden Repetitorium zunächst einmal – Aufnahme von Reizen –. Sie nehmen die Fragen und Antworten wahr. Wahrzunehmende Fragen und Antworten können von Ihnen aber nur zu 10 % bis max. 20 % bewußt verarbeitet werden. Jene Instanz, die über Weiterverarbeitung von Informationen entscheidet, nennen wir „Perzeption".

Es lassen sich hier unterschiedliche Mechanismen feststellen, nach denen dort die Auswahl der bewußt wahrzunehmenden Information erfolgt:

1. **Immerwiederkehrende (Routine) Informationen** werden am wenigsten bewußt verarbeitet. **Außergewöhnliche (sensationelle) Informationen** haben die größte Chance, bewußt verarbeitet zu werden.
2. Die Auswahl der bewußt wahrzunehmenden Information wird mitbestimmt durch die Erwartungshaltung des Lernenden (sowohl positiv als auch negativ). Bei positiver Erwartungshaltung („Ich schaffe es") haben Informationen die größere Chance der bewußten Verarbeitung.

Auf unseren Stoff wieder angewandt, bedeutet dies folgendes: Machen Sie sich bewußt, daß Sie nicht mehr als 10 % bis 20 % an Informationen (pro Lerneinheit) bewußt verarbeiten können. Lernen Sie deshalb nicht stundenlang ohne regelmäßige Pausen einzulegen (etwa alle 20–30 Minuten eine 5-Minuten-Pause).

Versuchen Sie die gestellten Fragen konzentrativ zu beantworten, indem Sie die Antworten **soweit als möglich** bildlich vor Ihren Augen ablaufen lassen. Zwei Beispiele sollen dies demonstrieren:

1. Nennen Sie die wesentlichen Leitsymptome bei Asthma bronchiale! Bevor Sie hier die Frage sofort beantworten, gehen Sie so vor, daß Sie gedanklich in Ihrem Bekannten- und Verwandtenkreis eine betroffene Person fixieren, wenn diese an Asthma leiden sollte. Sie werden so bei erneuter gleicher Fragestellung feststellen, daß die Beantwortung wesentlich schneller und präziser sein wird.
2. Nennen Sie die Stellen, an denen Sie Körperpulse tasten können! Bevor Sie hier sofort alle Körperpulse aufzählen, sollten Sie Ihre eigenen Pulse getastet haben. Auch hier wird Ihnen bei erneuter Fragestellung die Beantwortung bzw. Aufzählung leichter fallen, wenn Sie dies vorher **erlebt** haben.

Sie wissen jetzt, daß außergewöhnliche Wahrnehmungen (Informationen) bewußter verarbeitet werden und können sich dies durchaus bei der Heilpraktikerprüfung zunutze machen. Antworten sind so unter Prüfungsbedingungen schneller und sicherer abrufbar.

Weiterhin sollten Sie Ihr Augenmerk während der Prüfungsvorbereitung auf eine eigene positive Erwartungshaltung lenken (das Erlernen des autogenen Trainings kann gerade auch hier beachtliches leisten!).
Eine positive Erwartungshaltung darf aber keinesfalls mit Selbstüberschätzung oder Selbsttäuschung verwechselt werden.
Ein weiterer wichtiger Schritt für effektvolles Lernen besteht darin, daß Sie die gestellten Fragen in diesem Buch laut vorsprechen. Ebenfalls auch die richtigen Antworten. Sie lernen um so wirkungsvoller, je mehr Sinnesorgane an Ihrem Lernprozeß beteiligt sind (Augen, Ohren usw.). Weiterhin festigen Sie das Gelernte im Gedächtnis dadurch, daß Sie zu den Fragen selbst Beispiele formen und diese beantworten.
Versuchen Sie während der Durcharbeitung dieses Repetitoriums eine für Sie angenehme Atmosphäre zu schaffen, in der Sie sich wirklich wohlfühlen. Ein nur kurzer Ortswechsel (von unangenehm nach angenehm) führt bei fast allen Menschen zu erstaunlicher Steigerung der Lernfähigkeit.
Zur Wiederholung des Lernstoffes wäre folgendes zu sagen:
Beginnen Sie mit der Wiederholung der Fragen und Antworten erst dann, wenn Sie glauben, über 50 % des Wissensstoffes vergessen zu haben. ÜBERLERNEN schadet und führt in den meisten Fällen lediglich zu Verunsicherungen. Versuchen Sie weiterhin alles Wissen nicht nur mechanisch auswendig zu lernen, sondern auch geistig voll zu verarbeiten. Sie sollten Ihr Wissen zu Bekanntem setzen und es sich selbst, so wie auch anderen Menschen erklären können (Lernen kann jeder, Verstehen aber ist der Sinn des Lernens). Vergessen sollten Sie aber auf keinen Fall (nach Erarbeitung eines von Ihnen festgelegten Zieles), sich für Ihren Fleiß zu belohnen. Gönnen Sie sich dann etwas Gutes, was Ihnen Freude bereitet (blinder Eifer schadet). Schriftliche Aufzeichnungen sind eine ausgesprochene Gedächtnisstütze, die ebenfalls zu effektiverem Lernen führt. Notieren Sie sich die Fragen, bei denen Sie nach wiederholtem Nachlesen immer noch Schwierigkeiten mit der Beantwortung haben.
Zusammenfassend sollten Sie folgende Lern-Checkliste beachten:

- Legen Sie regelmäßige Pausen ein, da die Informationsaufnahmekapazität bei jedem Menschen begrenzt ist.
- Beantworten Sie die Fragen konzentrativ (bildliche Vorstellung).
- Sorgen Sie für Ihre positive Erwartungshaltung (dies können Sie durchaus erlernen).
- Sprechen Sie die Fragen laut vor; ebenfalls auch die Antworten.

- Versuchen Sie selbständig ähnliche Fragestellungen zu formen und auch zu beantworten.
- Schaffen Sie für sich eine angenehme Lernatmosphäre.
- Versuchen Sie so weit es möglich ist, alle Ihre Sinnesorgane zu nutzen.
- Lernen Sie nicht rein mechanisch auswendig, sondern versuchen Sie das Wissen geistig zu verarbeiten.
- Belohnen Sie sich nach erledigter Arbeit.
- Fertigen Sie schriftliche Aufzeichnungen über die von Ihnen nur schwer zu beantwortenden Fragen an.

Kapitel II

Fragen und Antworten zur Anatomie und Physiologie des Menschen

1. Zytologie, Histologie

1. Als was kann die Zelle definiert werden?
   Die Zelle ist funktionell und morphologisch die kleinste elementare Lebenseinheit unseres Körpers.

2. Skizzieren Sie eine Zelle und beschriften Sie die wesentlichsten Zellbestandteile!

3. Nennen Sie die wesentlichen Funktionen folgender Zellelemente:
   a) Endoplasmatisches Reticulum
   b) Ribosomen
   c) Golgi-Zone
   d) Zentrosomen
   e) Mitochondrien
   f) Lysosomen
   g) Zellmembran
   h) Zytoplasma
   i) Zellkern
   j) Nucleolus
   Ad a) Das endoplasmatische Reticulum dient als Transportsystem im Zellinneren für gelöste Stoffe.
   Ad b) Ribosomen sind die sogenannten Orte der Eiweißbildung.
   Ad c) Golgi-Zone (Golgi-Feld) dient der Sekretbildung.
   Ad d) Zentrosomen spielen bei der mitotischen Zellteilung eine wichtige Rolle.
   Ad e) Mitochondrien sind die sogenannten energetischen Zentren des Zellhaushaltes (Energielieferanten).
   Ad f) Lysosomen spielen eine wesentliche Rolle bei dem Abbau großer Moleküle.

Ad g) Die Zellmembran ist eine semipermeable (halbdurchlässige) Wand und hält die Zelle zusammen.

Ad h) Das Zytoplasma ist eine kolloidale Masse welche zu ¾ aus Wasser und ¼ aus anderen Stoffen (z. B. Eiweiße) besteht. Sie dient dem Speicher- und Arbeitsgebiet der Zelle.

Ad i) Der Zellkern (Nucleus) ist Träger der Erbsubstanz.

Ad j) Der Nucleolus (Kernkörperchen) hat eine wesentliche Funktion bei dem Eiweißstoffwechsel.

4. Was sind die wichtigsten Bestandteile des Zytoplasma?
Sauerstoff, Kohlenstoff, Wasserstoff, Stickstoff, Kalzium, Kalium, Phosphor, Schwefel, Natrium, Magnesium, Eisen u. a.

5. Welche wesentlichen Eigenschaften besitzt das Zytoplasma?
a) Irritabilität (Erregbarkeit)
b) Kontraktilität (Zusammenziehung)
c) Konduktivität (Leitfähigkeit)
d) Fortpflanzung
e) Metabolismus (Stoffwechsel)
f) Wachstum

6. Wie heißen die wichtigsten Substanzen im Zellkern?
Desoxyribonukleinsäure (DNS) und Ribonukleinsäure (RNS).

7. Was versteht man unter den Begriffen Zwischenstoffwechsel, Anabolismus, Katabolismus und Metabolismus?
Zwischenstoffwechsel = alle jene Prozesse, die von dem Augenblick der Nahrungsaufnahme bis zu dem Zeitpunkt ablaufen, in der chemische Verbindungen wieder in die Umgebung abgegeben werden.
Anabolismus = Zellaufbauvorgänge
Katabolismus = Zellabbauvorgänge
Metabolismus = Gesamtvorgang von Anabolismus und Katabolismus

8. Was ist unter dem Begriff „Diffusion" zu verstehen?
Diffusion ist die spontane Vermischung zweier einander berührender Stoffe bis zum völligen Stoffausgleich.

9. Was ist unter dem Begriff „Osmose“ zu verstehen?
Osmose beschreibt ein Phänomen, bei der Wasser oder andere Lösungsmittel durch eine semipermeable (halbdurchlässige) Membran diffundieren.

10. Was ist ein Chromosomensatz?
Die Zellen des Menschen enthalten 46 Kernschleifen (Chromosomensatz), welche aus 44 Autosomen und 2 Heterochromosomen (geschlechtsbestimmend) bestehen. Weibliche Heterochromosomen werden als XX, männliche als X und Y bezeichnet.

11. Welcher Vorgang wird mit „Mitose“ beschrieben?
Mitose ist der Vorgang der Zellteilung, bei der Tochterzellen entstehen, die mit den Mutterzellen identisch sind. Es werden dabei folgende Phasen unterschieden: 1. Prophase (Knäuel), 2. Metaphase (Mutterstern), 3. Anaphase (Tochterstern), 4. Telophase (Abschluß), 5. Rekonstruktionsphase.

12. Welcher Vorgang wird mit „Meiose“ beschrieben?
Meiose oder Reduktionsteilung ist ein Vorgang der Zellteilung bei den **Keimzellen.** Bei der Meiose entstehen im Gegensatz zur Mitose Tochterzellen, die **nicht** mit den Mutterzellen identisch sind. In komplizierten Vorgängen müssen hierbei die Keimzellen eine sogenannte Reifungsteilung durchmachen, um die Chromosomenzahl von 46 auf 23 zu verringern (haploider Chromosomensatz).

13. Was ist ein „Gewebe“?
Ein Gewebe ist ein Zusammenschluß gleichartig gebauter Zellen, die gemeinsame Funktionen haben und die den Körper aufbauen.

14. Welche 4 großen Gruppen von Geweben sind zu unterscheiden?
a) Epithelgewebe
b) Stützgewebe
c) Muskelgewebe
d) Nervengewebe

15. Welche Arten von Muskelgeweben sind zu unterscheiden, und wo kommen sie vor?

a) **Glatte (unwillkürliche) Muskelzellen** finden sich bei den inneren Organen und Gefäßwänden.
b) **Quergestreifte (willkürliche) Muskelzellen** finden sich beispielsweise in der Skelettmuskulatur, Zunge u. a.
c) **Herzmuskulatur (unwillkürliche Muskulatur)** findet sich im Bereich des Myokards.

16. Was versteht man unter „Interzellularsubstanz“ und „Intrazellularsubstanz“?
Interzellularsubstanz = Baubestandteil des Binde- und Stützgewebe.
Intrazellularsubstanz = Flüssigkeitsgehalt in der Zelle.

17. Welcher Unterschied besteht zwischen endokrinen und exokrinen Drüsen?
Endokrine Drüsen geben ihr Produkt (Hormone) direkt an die Blutbahn ab.
Exokrine Drüsen geben ihr Produkt (Sekret) an eine innere oder äußere Oberfläche ab.

18. Was versteht man unter „Parenchym“?
Es handelt sich hierbei um die spezifischen Zellen eines Organs, die dessen Funktion bedingen.

2. Embryologie

1. Was versteht man unter „Embryologie“?
Embryologie bezeichnet die Lehre von der Entwicklung des Embryos.

2. Wann erfolgt beim Menschen die Bestimmung des Geschlechts?
Die Geschlechtsbestimmung beginnt im Augenblick der Befruchtung (Verschmelzung von Ei- und Samenzelle).

3. Was bezeichnet man als Gametogenese?
Unter Gametogenese versteht man den Reifungsprozeß der Geschlechtszellen (Gameten). Es handelt sich dabei um die Anfangsphase des Fortpflanzungsprozesses.

4. An welchem Ort findet die Verschmelzung von Ei- und Samenzelle bei der Befruchtung statt?
In einem der beiden Eileiter findet die Verschmelzung von Ei- und Samenzelle statt.

5. Wann spricht man von einem Embryo und wann von einem Fetus?
Der Keimling wird bis zum Ende des 2. Schwangerschaftsmonats als Embryo bezeichnet. Ab dem 3. Schwangerschaftsmonat nennt man den Keimling Fetus.

6. Was ist unter einer Embryopathie zu verstehen?
Eine Embryopathie stellt eine vorgeburtliche Erkrankung des Kindes in den ersten drei Schwangerschaftsmonaten dar. In der Folge finden sich bereits innerhalb der Gebärmutter Entwicklungsstörungen des Embryos.

7. Kennen Sie Faktoren, die Embryopathien verursachen können?
Zu nennen sind hier Viruserkrankungen (Röteln, Grippe, Masern u. a.), Sauerstoffmangel, Stoffwechselstörungen (z. B. Diabets mellitus), chemische und physikalische Einflüsse.

8. Im Regelfall läuft der Geburtsvorgang in 3 typische Phasen ab. Wie heißen diese Phasen?
   1. Eröffnungsphase (Halskanal öffnet sich)
   2. Austreibungsphase (Preßwehen)
   3. Nachgeburt (Ausstoß von Plazenta und Eihäuten)

9. Dürfen Sie als Heilpraktiker in der Geburtshilfe tätig sein?
Nach dem Hebammengesetz dürfen Sie **nicht** in der Geburtshilfe tätig sein (vergleiche Gesetzeskunde).

10. Wozu dient die Plazenta?
Über die Plazenta werden dem Fetus Sauerstoff und Nahrungsstoffe zugeführt. Zudem werden umgekehrt entstehende Stoffwechselschlacken abgeführt.

11. Was ist das Besondere am fetalen Blutkreislauf?
Die Lungen des Feten atmen nicht. Der Sauerstoffaustausch findet in der Plazenta statt. Zwei Nabelarterien führen sauerstoffarmes Blut

zur Plazenta. Sauerstoffreiches Blut fließt dann durch die Nabelvene wieder zum fetalen Körper zurück.

3. Gefäßsystem und Herz

1. Welche 3 Arten von Blutgefäßen sind im menschlichen Körper zu unterscheiden?
   a) Arterien b) Venen c) Kapillaren

2. Welche Gefäße führen zum Herzen hin, welche Gefäße führen vom Herzen weg?
   Die **Venen** führen das dunkelrote, sauerstoffarme Blut zum Herzen zurück (Ausnahme: die Lungenvene führt sauerstoffreiches Blut). Die **Arterien** führen das hellrote, sauerstoffreiche Blut vom Herzen weg (Ausnahme: die Lungenarterie/Truncus pulmonalis führt sauerstoffarmes Blut).

3. Welchen mikroskopischen Aufbau zeigen Arterien?
   a) Intima (Innenschicht bestehend aus Epithelgewebe)
   b) Media (mittlere Schicht, die selbst wieder aus 3 Schichten aufgebaut ist:
      - Elastische Faserschicht
      - Muskelschicht
      - Elastische Faserschicht
   c) Adventitia (bindegewebige äußere Schicht)

4. Welchen mikroskopischen Aufbau zeigen Venen?
   a) Intima (innerste Schicht)
   b) Media (mittlere Schicht, die im Gegensatz zur Arterie weniger elastische Fasern aufweist)
   c) Adventitia (bindegewebige äußere Schicht)

5. Warum besitzen die Arterien mehr elastische Fasern als die Venen?
   Um das vom Herzen mit höherem Druck (Blutdruck) kommende Blut besser verteilen zu können, besitzen die Arterien ausgeprägtere elastische Fasern als die Venen.

6. Was wird als Gefäßlumen bezeichnet?
Das Lumen bezeichnet den Hohlraum innerhalb der Gefäße.

7. Was versteht man unter Vasokonstriktion und Vasodilatation?
Vasokonstriktion = Verengung eines Gefäßes
Vasodilatation = Erweiterung eines Gefäßes

8. Wo finden sich vermehrt Venenklappen und wozu dienen diese?
Im Bereich der unteren Extremitäten finden sich vermehrt Venenklappen, welche den Rückfluß des Blutes verhindern.

9. Was ist das besondere Merkmal der Kapillaren (Haargefäße)?
In den Kapillaren findet der Stoffaustausch zwischen Blut- und Gewebezellen statt.

10. Was bewirkt bei einem Patienten die Beinhochlagerung?
Hierdurch wird der venöse Rückfluß des Blutes zur Körpermitte hin verbessert.

11. Wie verändern sich die Druckverhältnisse des Blutes in bezug auf **Ein-** und **Aus**atmung?
Einatmung: → Zwerchfelltiefstand → erhöhter Druck auf den Bauchorganen → erhöhte Sogwirkung im Brustraum
Ausatmung: → Zwerchfellhochstand → erhöhte Sogwirkung im Bauchraum → erhöhter Druck im Brustraum

12. Was ist unter einem Kollateralkreislauf zu verstehen?
Kollateralkreislauf = Umgehungskreislauf
Er bezeichnet im Transport des Blutes Umwegskreisläufe, um auch trotz eventueller Unterbrechungen eines Hauptblutweges für eine ausreichende Blutversorgung eines Körperbezirkes zu sorgen.

13. Setzen Sie zu folgenden Arterien/Venen die deutsche Bezeichnung:
a) A./V. subclavia
b) A./V. axillaris
c) A./V. renalis
d) A./V. femoralis
e) A./V. dorsalis pedis
Ad

a) Unterschlüsselbein Arterie/Vene
b) Achsel Arterie/Vene
c) Nieren Arterie/Vene
d) Oberschenkel Arterie/Vene
e) Fußrücken Arterie/Vene

14. Wie verläuft der Aortenbeginn?
Ausgang linke Herzkammer – aufsteigender Teil der Aorta – Aortenbogen – links der Wirbelsäule entlang als absteigender Aortenanteil.

15. Was bezeichnet man als Hämodynamik?
Die Hämodynamik bezeichnet die Lehre der Blutbewegung.

16. Wie groß ist in etwa das Herz (Cor)?
Es ist etwa ein faustgroßes Organ mit 4 Innenräumen.

17. Wo liegt das Herz?
Das Herz liegt im Mediastinum zwischen rechter und linker Lunge.

18. Nennen Sie grob die Einteilung des Herzens!
Das Herz besteht aus einer linken und einer rechten Hälfte, welche durch das Septum getrennt sind. Beide Herzhälften sind unterteilt in einen Vorhof (Atrium) und einer Kammer (Ventrikel).

19. Wozu dient das Herz?
Das Herz dient als antreibende Kraft (Motor) des Kreislaufsystems.

20. Nennen Sie die in das Herz **a) ein**tretenden Gefäße / **b) aus**tretenden Gefäße!
Ad a) Linke und rechte Lungenvene (V. pulmonales) treten in den linken Vorhof ein. Untere und obere Hohlvene (V. cava inferior et superior) treten in den rechten Vorhof ein.
Ad b) Aorta tritt aus der linken Kammer aus. Aus der rechten Kammer tritt die Lungenarterie aus.

21. Aus welchen Schichten besteht die Herzwand?
Von innen nach außen: Endokard, Myokard, Epikard.

22. Wo liegen: . . .?
   a) Dreizipflige Segelklappe (Valva tricuspidalis)
   b) Zweizipflige Segelklappe (Valva mitralis)
   c) Taschenklappen

   Ad
   a) Zwischen rechtem Vorhof und rechter Kammer
   b) Zwischen linkem Vorhof und linker Kammer
   c) Zwischen rechter Kammer und Lungenarterie als auch zwischen linker Kammer und Aorta

23. Wie werden die beiden Segelklappen auch genannt?
   Atrio-ventrikular-Klappen

24. Wie sind die Atrio-ventrikular-Klappen befestigt?
   An dünnen Sehnenfäden sind die AV-Klappen an den Papillarmuskeln mit der Kammerwand befestigt.

25. Von wo kann das Blut ungehindert bei geöffneten Atrioventrikularklappen fließen?
   Das Blut kann ungehindert von den Vorhöfen in die Kammern fließen.

26. Wodurch wird der Herzmuskel mit Blut versorgt?
   Durch zwei Koronararterien wird der Herzmuskel mit Blut versorgt.

27. Was bedeutet Systole und Diastole?
   Systole = Kontraktion der Herzmuskulatur
   Diastole = anschließende Erschlaffung der Herzmuskulatur

28. Was passiert bei jedem Herzschlag?
   Bei jedem Herzschlag folgt auf die Systole der Vorhöfe bei gleichzeitiger Diastole der Kammern die Systole der Kammern bei gleichzeitiger Diastole der Vorhöfe.

29. Bei einem gesunden Menschen hört man normalerweise 2 Herztöne. Welche sind das?
   1. Dumpfer Herzton = Anspannungston der Herzmuskulatur
   2. Heller Herzton = Klappenschlußton der Semilunarklappen (Taschenklappen)

30. Was versteht man unter Herzfrequenz, Schlagvolumen und Minutenvolumen?
Herzfrequenz = Anzahl der Herzschläge in einer Minute (ca. 72mal)
Schlagvolumen = Blutmenge, die von linker Kammer in die Aorta gepumpt wird (ca. 70 ml pro Stoß)
Minutenvolumen = Herzfrequenz mal Schlagvolumen (etwa 4,9 Liter Blut).

31. Wozu dient ein Elektrokardiogramm (EKG)?
Damit ist eine Aufzeichnung der bei der Herztätigkeit entstehenden elektrischen Vorgänge möglich (sogen. Aktionsströme).

32. Bei der elektrokardiographischen Untersuchung lassen sich in der Aufzeichnung typische „Zacken“ registrieren, die mit PQRST bezeichnet werden. Wofür stehen diese Buchstaben?
P = Erregung im Vorhofgebiet
QRS = Ausbreitung im Reizleitungssystem
T = Erregungsrückgang

33. Wie hoch ist etwa die Herzfrequenz bei einem erwachsenen Menschen?
Etwa 70 Schläge/Min.

34. Erklären Sie den Verlauf des Reizleitungssystems!
Der Schrittmacher des Herzens ist der **Sinusknoten.** Er liegt an der Herzwand des rechten Vorhofes. Sein Reiz wird weitergeleitet an den **Atrioventrikularknoten** (Aschoff-Tawara). Er liegt zwischen Vorhöfen und Herzkammern. Es folgt dann die Reizübertragung zum sogenannten **Hisschen Bündel,** welches sich dann in einen linken und rechten Schenkel beim Septum teilt. Die Reizübermittlung läuft dann weiter über die **Purkinje-Fasern** in der Kammermuskulatur, die die Kontraktion des Herzens dann auslöst.

35. Wie wirkt die nervale Versorgung des X. Hirnnerven (Vagus) und die des Sympathikus auf das Herz?
Vagus = bremst die Herztätigkeit
Sympathikus = regt die Herztätigkeit an

36. Welche Stoffe werden bei Vagusreizung, und welche bei Sympathikusreizung im Herzen freigesetzt?
Vagusreizung = Azetylcholin
Sympathikusreizung = Adrenalin und Noradrenalin

4. Blut und Blutkreislauf

1. Was erhält man, wenn Blut zentrifugiert wird?
   a) Geformte Bestandteile (Erythrozyten, weiße Blutzellen und Thrombozyten).
   b) Plasma

2. Was versteht man unter Hämatokritwert?
   Er gibt den prozentualen Anteil der Zellen (geformte Bestandteile) am Gesamtvolumen des Blutes an.

3. Wo werden die Erythrozyten und Granulozyten gebildet?
   Sie werden bei dem erwachsenen Menschen im roten Knochenmark gebildet.

4. Woraus setzen sich die Erythrozyten zusammen?
   Hämoglobin, rotem Farbstoff, der Eisen enthält, Wasser und übrige Eiweißbestandteile.

5. Wo werden die Erythrozyten gebildet?
   Im roten Knochenmark. Lebensdauer 120 Tage

6. Welche Aufgaben haben die Erythrozyten?
   - Transport von Sauerstoff
   - Farbstoffgebung
   - Träger von Blutgruppen und Rhesusfaktor

7. Wo werden die Erythrozyten abgebaut?
   In Milz und Leber.

8. Was wird als Extrinsic faktor und was als Intrinsic faktor bezeichnet?
   Beide Faktoren spielen eine wesentliche Rolle bei der Bildung der Erythrozyten im roten Knochenmark.
   Extrinsic faktor = von außen aufgenommenes Vitamin B12

Intrinsic faktor = im Magen gebildetes Ferment
Beide Faktoren verbinden sich und tragen somit zur Erythrozytenbildung bei.

9. Besitzen die Erythrozyten einen Kern?
Im fließenden Blutstrom sind die Erythrozyten kernlos, im Knochenmark besitzen sie einen Kern.

10. Wie werden die Erythrozyten abgebaut?
Der rote Blutfarbstoff (Hämoglobin) wird in der Leber zu Bilirubin abgebaut. Das Eisen wird in der Leber und Milz gespeichert. Bei erneutem Aufbau von roten Blutkörperchen wird es wieder abgegeben. Die restlichen Bestandteile der Erythrozyten werden ausgeschieden.

11. Welche Blutgruppen sind zu unterscheiden?
Blutgruppe A: Menschen mit dieser Gruppe dürfen kein Blut der Gruppe B und AB erhalten.
Blutgruppe B: Menschen mit dieser Gruppe dürfen kein Blut der Gruppe A und AB erhalten.
Blutgruppe AB: Menschen mit dieser Gruppe sind Universalempfänger.
Blutgruppe 0: Menschen mit dieser Gruppe dürfen nur Blut der Gruppe 0 erhalten.

12. Wieviel Thrombozyten besitzt der Mensch, und welche Aufgabe haben sie?
200 000 bis 500 000 Thrombozyten besitzt der gesunde Mensch. Die Blutplättchen spielen eine wesentliche Rolle bei der Blutgerinnung.

13. Welcher Vorgang findet im menschlichen Blut bei einer Schnittverletzung statt?
   1. Freisetzung von Thrombokinase (aus den Thrombozyten) und Gewebethrombokinase.
   2. Dadurch Umwandlung von Prothrombin zu Thrombin.
   3. Durch Freisetzung von Thrombin kommt es zur Umwandlung von Fibrinogen zu Fibrin.
   4. Durch Fibrin kommt es zur Verklebung der Schnittverletzung (Gefäß) und somit zur Blutstillung.

14. Wie werden Leukozyten (weiße Blutkörperchen) eingeteilt?
    1. Monozyten
    2. Granulozyten
    3. Lymphozyten

15. Welche weitere Unterteilung kennt man bei den Granulozyten?
    a) Neutrophile Granulozyten
    b) Eosinophile Granulozyten
    c) Basophile Granulozyten

16. Wo werden die Leukozyten gebildet?
    Monozyten und Granulozyten werden im roten Knochenmark gebildet. Die Lymphozyten werden im Lymphsystem gebildet. (Milz u. Lymphknoten)

17. Welche wesentlichen Aufgaben haben die Monozyten, Granulozyten und Lymphozyten?
    Monozyten dienen der Abwehrfunktion durch die Eigenschaft der Phagozytose. Makrophagen
    Neutrophile Granulozyten dienen der Abwehrfunktion bei bakteriellen Erkrankungen durch phagozytotische Eigenschaften. Mikrophagen
    Eosinophile Granulozyten sind vermehrt tätig bei der Abwehr von Fremdeiweißen (z. B. Allergien).
    Basophile Granulozyten sind nicht bei der Abwehr von Fremdstoffen beteiligt. Sie verhindern das Zustandekommen der Blutgerinnung innerhalb des Blutkreislaufes, durch das in ihnen befindliche Heparin.
    Lymphozyten bilden Antikörper.

18. Was versteht man unter a) Blutplasma, b) Blutserum?
    a) **Blutplasma** = Flüssiger Bestandteil des Blutes, welches etwa 56 % der Gesamtblutmenge einnimmt.
    b) **Blutserum** = Blutplasma ohne gerinnungsfähiges Fibrin

19. Woraus setzt sich das Plasma zusammen?
    Wasser, Salz, Enzyme und Hormone, Mineralsalze, Nährstoffe, Farbstoffe, Eiweiße, Gerinnungsfaktoren.

20. Was versteht man unter großen Blutkreislauf?
    Was versteht man unter kleinen Blutkreislauf?

Großer Kreislauf = Körperkreislauf (der Körper wird durch Arterien mit Nährstoffen und Sauerstoff versorgt, Schlackenstoffe werden abtransportiert).
Kleiner Kreislauf = Lungenkreislauf (durch Arterien gelangt Kohlendioxyd zu den Lungen, durch die Venen gelangt sauerstoffreiches Blut von den Lungen zum Herzen).

21. Was bedeutet Pfortaderkreislauf?
Durch die Venae portae wird das Blut aus der Bauchhöhle der Leber zugeführt. Das Blut stammt aus den Venen des Magens, Darms, Pankreas und Milz.

5. Lymphgefäßsystem und Milz

1. Wozu dient dem menschlichen Körper das Lymphsystem?
Über das Lymphsystem kann zusätzlich Flüssigkeit aus den Interzellularräumen in das Blut fließen. Außerdem können in diesem System größere Partikel abtransportiert werden, die für die Haargefäße (Kapillaren) zu groß sind.

2. Was versteht man unter Lymphe?
Die Lymphe ist die Flüssigkeit in den Lymphgefäßen. In ihrer Zusammensetzung ähnelt diese wäßrige Flüssigkeit dem Blutplasma. Die Lymphe enthält zudem viele Leukozyten (insbesondere Lymphozyten) sowie auch Thromozyten und vereinzelt Erythrozyten.

3. Wo finden die Lymphbahnen ihren Ursprung?
In den Interzellularräumen.

4. Nennen Sie die zwei großen Lymphstämme!
Ductus thoracicus und Truncus lymphaticus dexter.

5. Welcher Lymphanteil fließt in den Ductus thoracicus, und welcher in den Truncus lymphaticus dexter?
Die gesamte Lymphe des menschlichen Körpers fließt in den Ductus thoracicus (mit Ausnahme des rechten oberen Körperquadranten!). Dieser rechte obere Lymphanteil fließt dementsprechend in den Truncus lymphaticus dexter.

6. In welche Gefäße finden die zwei Lymphstämme ihren Abfluß?
   Der Ductus thoracicus fließt in die linke Vena subclavia. Der Truncus lamphaticus dexter mündet in die rechte Vena subclavia.

7. Gibt es bei den Lymphgefäßen auch Klappen, wie sie bei den Venen zu finden sind?
   Ja, die Lymphgefäße besitzen zudem zahlenmäßig mehr Klappen als die Venen.

8. Was sind Lymphknoten?
   Die Lymphknoten oder Nodi Lymphatici sind kleine bohnenförmige Gebilde, welche aus lymphatischem Gewebe bestehen.

9. An welchen Körperstellen sind Lymphknoten vorhanden?
   Lymphknoten findet man am Hals, Thorax und Abdomen, Leistengegend sowie auch am Ellenbogen.

10. Nennen Sie die wesentlichen Aufgaben der Lymphknoten!
    a) Filtrierung der Lymphe
    b) Bildung von Lymphozyten
    c) Abbau von Lymphozyten

11. Nennen Sie Faktoren, die zur Zirkulation des Lymphsystems beitragen!
    a) Arterielle Pulsation
    b) Neubildung von Lymphflüssigkeit, die die alte Lymphe vorantreibt
    c) Muskelkontraktionen
    d) Eingeweideperistaltik
    e) Druckverhältnisse bei Ein- und Ausatmung

12. Welche Organe (außer den Lymphknoten) bilden Lymphozyten?
    Milz, Thymusdrüse, Mandeln, Appendix des Blinddarms sowie Lymphfollikel, welche sich im Darm- und Atemtrakt finden.

13. Wo liegt die Milz?
    Die Milz liegt im linken hinteren Anteil des Oberbauches und ist vom Bauchfell umgeben. Sie liegt der linken Zwerchfellkuppel an, wobei sie den Magen und die Nierenkapsel berührt.

14. Nennen Sie die Funktionen der Milz! 5
a) Bildung von Lymphozyten
b) Abbau der Erythrozyten
c) Speicherfunktion für das Blut
d) Eisenspeicher
e) Bildung von Antikörpern

15. Kann ein Mensch nach Splenektomie (Entfernung der Milz) weiterleben?
Ja, da die Funktionen der Milz von anderen Organen übernommen werden.

16. Kennen Sie die lat. Bezeichnung für Milz?
Lien.

6. Bewegungs- und Stützsystem

1. Man spricht von einem aktiven und passiven Bewegungsapparat. Was bedeutet das?
Unter **passivem Bewegungsapparat** versteht man das menschliche Skelett, welches aus Knochen und Knorpel besteht und durch Gelenke miteinander verbunden ist. Hingegen ist der Bewegungsapparat **aktiv,** als daß die Muskulatur dieses Knochengerüst durch Kontraktion in den Gelenken bewegt.

2. Was sind die wesentlichen Funktionen des Skelettsystems? 5
a) Stützfunktion für den menschlichen Körper
b) Schutzfunktion für andere Organe
c) Ansatzpunkt für die Muskulatur
d) Funktion der Hämatopoese (Blutbildung)
e) Speicherfunktion für Mineralsalze

3. Welche Knochen sind nach ihrer Form zu unterscheiden? Nennen Sie je ein Beispiel!
a) Röhrenknochen (z. B. Oberschenkelknochen)
b) Platte Knochen (z. B. Schulterblatt)
c) Kurze Knochen (z. B. Handwurzelknochen)
d) Unregelmäßig geformte Knochen (z. B. Gesichtsschädel)

4. Erklären Sie, wie ein Röhrenknochen aufgebaut ist!
Der Röhrenknochen besteht aus der **Diaphyse** (Schaft) und den beiden verdickten Enden des Knochens **(Epiphysen).** Im inneren Hohlraum des Knochens befindet sich das **gelbe Knochenmark,** welches Fettgewebe enthält.
Die Markhöhle ist von einer festen Substanz umgeben **(Substantia compacta).** Das Innere der Epiphysen bildet die **Spongiosa** (aufgelockertes Knochengewebe mit Bälkchenstruktur).

5. Wo findet sich das rote Knochenmark?
Rotes Knochenmark findet sich zwischen den Bälkchen im Inneren der Epiphysen.

6. Woraus besteht die Knochenhaut (Periost) und wozu dient sie?
Das Periost besteht aus Bindegewebe und übernimmt die Funktion der Ernährung des Knochens.

7. Was bezeichnet man als Haversssche Kanäle?
Die Haversschen Kanäle sind zentrale Kanäle im Knochen, über die der Knochen die Nährstoffe erhält.

8. Was sind Osteoblasten, Osteoklasten und Osteozyten?
Osteoblasten = Knochenaufbauende Zellen
Osteoklasten = Knochenabbauende Zellen
Osteozyten = die eigentlichen Knochenzellen, die zur Erhaltung des Knochens führen.

9. Wie können Gelenke definiert werden?
Gelenke sind alle Verbindungen von Knochen untereinander.
Bandhaft, Knorpelhaft

10. Was kennzeichnet ein echtes Gelenk?
Der Gelenkspalt kennzeichnet das echte Gelenk.

11. Nennen Sie die wichtigsten Formen echter Gelenke! 5
a) Kugelgelenk (z. B. Schultergelenk)
b) Eigelenk (z. B. Atlas-Schädelgelenk)
c) Scharniergelenk (z. B. Ellbogengelenk)
d) Zapfengelenk (z. B. Atlantoaxialgelenk)
e) Sattelgelenk (z. B. Daumengrundgelenk)

12. Die Bewegungsebenen in den Gelenken werden unterschieden in: Flexion, Extension, Abduktion, Adduktion und Rotation. Was bedeuten diese Begriffe?
   a) Flexion = Beugung (z. B. Beugung im Ellbogengelenk)
   b) Extension = Streckung (z. B. Streckung im Hüftgelenk)
   c) Abduktion = Abspreizen (z. B. Abspreizen in Fingergrundgelenken)
   d) Adduktion = Anziehen (z. B. Anziehen des Beins im Hüftgelenk)
   e) Rotation = Drehung (z. B. der Arm im Schultergelenk)

13. Woraus besteht das Rumpfskelett?
   Es besteht aus der Wirbelsäule, den Rippen und dem Brustbein.

14. Aus wievielen Wirbeln ist die Wirbelsäule aufgebaut?
   Der Halsteil besteht aus 7 Halswirbeln.
   Der Brustteil besteht aus 12 Brustwirbeln.
   Der Lendenteil hat 5 Lendenwirbel (gelegentlich auch 6).
   Das Kreuzbein besteht aus 5 verschmolzenen Sakralwirbeln.
   An das Kreuzbein schließt sich das Steißbein (Os coccygis) an, welches aus 3–5 verkrümmten Wirbeln den Schwanzteil der Wirbelsäule bildet.

15. Erklären Sie die Begriffe Lordose, Kyphose und Skoliose!
   Lordose = nach vorn gewölbte Verbiegung der Wirbelsäule (z. B. im HWS- und LWS-Anteil)
   Kyphose = in der Wölbung nach hinten vorgebuckelt (z. B. angedeutet im BWS-Anteil)
   Skoliose = patholog. Verkrümmung der Wirbelsäule zur Seite hin

16. Beschreiben Sie den Aufbau eines Wirbels!
   Jeder Wirbel besitzt einen Wirbelkörper (Corpus vertebrae), einen Wirbelbogen (Arcus vertebrae), einen Dornfortsatz (Processus spinosus), 2 Querfortsätze (Processus transversi) und je 2 obere und untere Gelenkfortsätze, die als Processus articulares bezeichnet werden. Die Gesamtheit der Wirbellöcher bildet den Wirbelkanal. In ihm befindet sich das Rückenmark. Die Zwischenwirbellöcher dienen zum Austritt der Rückenmarksnerven.

17. In welchem Wirbelsäulenabschnitt findet sich die größtmögliche Beweglichkeit?
Die Beweglichkeit ist im Halsteil der Wirbelsäule am größten.

18. Was bezeichnet man als wahre Rippen, was als falsche Rippen?
Von den bei Menschen vorhandenen 12 Rippenpaaren erreichen nur 7 mit ihren Knorpeln direkt das Brustbein **(wahre Rippen).** Die letzten 5 Rippenpaare schließen nicht direkt an das Brustbein an **(falsche Rippen).** Sie lagern sich an der letzten unteren Rippe (8.–10. Rippe) an oder enden als freie Rippen (meist 11. und 12. Rippe). Manchmal ist dies aber auch schon bei der 10. Rippe der Fall.

19. Nennen Sie die Knochen des Hirnschädels!
a) Stirnbein (Os frontale)
b) Scheitelbein (Os parietale)
c) Schläfenbein (Os temporale)
d) Hinterhauptsbein (Os occipitale)
e) Keilbein (Os sphenoidale)

20. Was bezeichnet man als Schädelkalotte, und was als Schädelbasis?
Schädelkalotte oder Schädeldach bezeichnet den oberen Anteil der verknöcherten Schädelkapsel. Der untere Anteil wird dementsprechend als Schädelbasis oder Schädelgrund bezeichnet.

21. Welche Knochenanteile charakterisieren den Gesichtsschädel?
a) Oberkiefer (Maxilla)
b) Jochbein (Os zygomaticum)
c) Nasenbein (Os nasale)
d) Tränenbein (Os lacrimale)
e) Pflugscharbein (Vomer)
f) untere Nasenmuschel (Concha nasalis inferior)
g) Unterkiefer (Mandibula)

22. Vielfach stehen verschiedene Schädelknochen mit dem Nasenraum in Verbindung. Wie nennt man diese Hohlräume?
Nasennebenhöhlen.

23. Welche 3 Arten von Muskelgewebe sind zu unterscheiden?
a) Quergestreifte willkürliche Muskulatur (Skelettmuskulatur)

b) Glatte unwillkürliche Muskulatur (z. B. Magenwände)
c) Herzmuskulatur (quergestreifte aber unwillkürliche Muskulatur)

24. Was bezeichnet man als Myofibrillen?
Myofibrillen sind Protoplasmafäden, welche die einzelnen Muskelfasern bilden.

25. Was versteht man unter Muskelfaser?
Die Muskelfaser wird als anatomische Grundeinheit eines Skelettmuskels verstanden. Ein Muskelbündel besteht aus tausenden von Muskelfasern, die ihrerseits aus feinsten Myofibrillen bestehen.

26. Wie ist der Muskel mit dem Knochen verbunden?
Über Sehnen wird der Muskel mit dem Knochen verbunden.

27. Nennen Sie die wesentlichen Fähigkeiten eines Muskels!
a) Reizfähigkeit
b) Leitfähigkeit
c) Dehnfähigkeit
d) Kontraktionsfähigkeit

28. Was bedeutet Motorische Einheit?
Man spricht auch von funktioneller Grundeinheit! Dabei handelt es sich um die Gruppe von Muskelfasern und des sie innervierenden motorischen Neurons.

29. Welchem Gesetz folgt die Motorische Einheit?
Sie folgt dem Alles- oder Nichts-Gesetz. Das heißt, daß die Reizintensität einen gewissen Schwellenwert überschreiten muß, um Aktionspotentiale auszulösen.

30. Wer ist Energielieferant für die Muskelarbeit?
(ATP) Adenosintriphosphat liefert die benötigte Energie für die Muskelarbeit.

31. Wo findet man glatte unwillkürliche Muskulatur im Körper?
Sie ist in Hohlorganen zu finden (z. B. Blutgefäße, Uterus, Verdaungstrakt, ableitende Harnwege). Diese Muskulatur wird zusätzlich

zum Dehnungsreiz auch von dem vegetativen Nervensystem innerviert.

32. Was versteht man unter Agonisten und Antagonisten?
   a) Agonisten = Muskelgruppe, die eine Bewegung ausführt (Flexoren/Beuger)
   b) Antagonisten = Muskelgruppe, die eine Gegenbewegung ausführt Strecker

33. Erklären Sie die Begriffe Muskelbauch, Muskelansatz und Muskelursprung!
   a) Muskelbauch = mittlerer, dicker Teil des Muskels
   b) Muskelansatz = der am weitesten vom Achsenskelett (distal) gelegene Ansatzpunkt des Muskels
   c) Muskelursprung = der am nächsten vom Achsenskelett (proximal) gelegene Muskelansatz
   Der Muskel zieht in Richtung Ursprung

34. Geben Sie die Lage folgender Muskeln an: M. biceps brachii, M. brachioradialis, M. buccinator, M. deltoideus, M. extensor carpi radialis, M. flexor carpi ulnaris, M. gastrocnemius, M. gracilis, M. latissimus dorsi, M. masseter, M. pectoralis major, M. peronei, M. sartorius, M. sternocleidomastoideus, M. trapezius.

M. biceps brachii: großer Muskel an der Vorderseite des Oberarmes

M. brachioradialis: er ist ein wichtiger Muskel im Bereich des Unterarmes

M. buccinator: großer Wangenmuskel

M. deltoideus: dreieckiger Muskel, der über der Schulter liegt

M. extensor carpi radialis: liegt am Handgelenk, und dient der Muskelstreckung

M. flexor carpi ulnaris: Beugemuskel am Handgelenk

M. gastrocnemius: liegt im Bereich des Unterschenkels

M. gracilis: liegt an der medialen Seite des Oberschenkels

M. latissimus dorsi: liegt im Bereich des unteren Rückenanteils

M. masseter: liegt an der hinteren Seite des Gesichts (Kaumuskel)

M. pectoralis major: großer Muskel, der im Bereich der Brust liegt

M. peronei: liegt an der Außenseite des Unterschenkels

M. sartorius: findet sich im Bereich des Oberschenkels

M. sternocleidomastoideus: großer Muskel, im Bereich des Halses

M. trapezius: trapezförmiger Muskel der den oberen Anteil des Rükkens bedeckt.

7. Innersekretorische Organe

1. Welche Produkte werden von den innersekretorischen Drüsen direkt an das Blut abgegeben?
   Hormone.

2. Nennen Sie die bekannten innersekretorischen Drüsen!
   Zirbeldrüse, Hypophyse, Schilddrüse, Nebenschilddrüse, Thymusdrüse, Nebennieren, Bauchspeicheldrüse und Keimdrüsen.

3. Welche Aufgaben haben die innersekretorischen Drüsen?
   - Aufrechterhaltung der Homöostase
   - Regulierung des Körperwachstums
   - Stoffwechselfunktion
   - Kreislauffunktion
   - Regulierung psychischen Verhaltens
   - Fortpflanzung

4. Wo liegt die Zirbeldrüse (Epiphysis oder Glandula pinealis)?
   Die Epiphyse liegt in der Schädelmitte.

5. Die Hypophyse (Hirnanhangdrüse) besteht aus zwei wesentlichen Anteilen. Wie werden diese bezeichnet?
   Hypophysenvorderlappen (Adenohypophyse)
   Hypophysenhinterlappen (Neurohypophyse)
   Begrenzt werden die zwei Anteile durch einen Gewebestreifen (Zwischenlappen).

6. Welche Hormone werden von dem Hypophysenvorderlappen gebildet?
   - TSH (thyroid stimulating hormone) = Thyrotropin
   - ACTH = Adrenocorticotropes Hormon
   - STH = Somatotropes Hormon (Wachstumshormon)
   - Gonadotrope Hormone (Wirkung auf die Keimdrüsentätigkeit)
   - Prolaktin (Luteotropes Hormon)

7. Welches von dem Hypophysenvorderlappen gebildetes Hormon wirkt auf die Nebennierenrinde?

ACTH wirkt auf die Nebennierenrinde durch Anregung der Produktion von Nebennierenrindenhormone (Glukokortikoide).

8. Welche Hormone werden von dem Hypophysenhinterlappen gespeichert?
   - Oxytocin (Wehenanregend)
   - Adiuretin oder antidiuretisches Hormon = ADH dient der Rückresorption von Wasser in den Tubuli und Sammelrohren der Nieren (siehe Diabets insipidus).

9. Wo ist die Schilddrüse (Glandula thyreoidea) lokalisiert?
   Sie findet sich am Hals in Höhe des Kehlkopfes und oberen Anteil der Luftröhre (Trachea). Sie besteht aus zwei Lappen, und ist durch den sogenannten Isthmus verbunden.

10. Welche zwei Hormone werden von der Schilddrüse produziert, und welche beiden Substanzen werden von der Schilddrüse aus dem Blut aufgenommen, um diese Hormone produzieren zu können?
    Produziert werden die zwei Hormone:
    - Thyroxin (T4)
    - Trijodthyronin (T3)

    Die von der Schilddrüse aufgenommenen Substanzen heißen:
    - Jod
    - Thyrosin

11. Nennen Sie die wesentliche Aufgabe der Schilddrüsenhormone!
    Regulierung der Geschwindigkeit der Stoffwechselvorgänge in den Körpergeweben.

12. Wodurch wird die Produktion und Freisetzung des Hormons „Thyroxin“ reguliert?
    Es wird durch das thyreotrope Hormon TSH des Hypophysenvorderlappens reguliert.

13. Was versteht man unter Grundumsatz?
    Grundumsatz = Erhaltungsumsatz = die Kalorienmenge, die ein ruhender Körper zur Aufrechterhaltung der Grundfunktionen verbraucht.

14. Wie werden die Nebenschilddrüsen bezeichnet?
Sie heißen auch Epithelkörperchen oder Parathyreoidea.

15. Welches Hormon wird von den Epithelkörperchen gebildet, und welche Wirkung hat dieses Hormon?
Von den Nebenschilddrüsen wird das sogenannte Parathormon gebildet, welches den Kalziumspiegel im Blut hebt.

16. Welche zwei wichtigen Anteile sind an den Nebennieren (Glandula suprarenalis) zu unterscheiden?
a) die Nebennierenrinde
b) das Nebennierenmark

17. Wo sind die Nebennieren lokalisiert?
Sie liegen auf dem oberen Nierenpol.

18. Nennen Sie die Nebennierenrindenhormone sowie deren Aufgaben!
Die Rindenhormone werden als Kortikosteroide bezeichnet. Man gruppiert sie in:
a) **Mineralkortikoide** (sie dienen dem Gleichgewicht zwischen Natrium und Kaliumsalzen im Körper)
b) **Glukokortikoide** (sorgen für den Blutzuckeranstieg)
c) **Androgene Hormone** (wirken vermännlichend auf die sekundären Geschlechtsmerkmale)

19. Welche Hormone werden vom Nebennierenmark gebildet?
Die vom Nebennierenmark gebildeten Substanzen (Katecholamine) heißen:
- Adrenalin
- Noradrenalin
- Dopamin

20. Wie wirken Adrenalin und Noradrenalin?
Beide Substanzen besitzen starke Sympathikuswirkung. Sie sind somit Antagonisten zu Azetylcholin und Insulin.
Adrenalin fördert das Minutenvolumen des Herzens und beschleunigt die Tätigkeit des Herzens.
Noradrenalin fördert den Bluthochdruck durch Kontraktion der glatten Muskulatur der kleinen Arterien.

21. Woraus setzt sich der Inselapparat des Pankreas zusammen?
Aus den Langerhansschen Inseln.

22. Welche Substanzen werden von den A-Zellen und welche von den B-Zellen gebildet?
A-Zellen bilden Glukagon (Blutzuckeranstieg)
B-Zellen bilden Insulin (Blutzuckersenkung durch vermehrte Speicherung von Glykogen in der Leber sowie bessere Ausnutzung der Verwertung von Glukose in den Geweben).

23. Benennen Sie die Keimdrüsen des Mannes und der Frau!
a) Hoden oder Testes
b) Eierstöcke oder Ovarien

24. Handelt es sich bei den Keimdrüsen um endokrine Drüsen oder exogene Drüsen?
Die Hoden beim Mann sowie die Eierstöcke bei der Frau sind sowohl exokrine als auch endokrine Drüsen.

25. In welche Gruppen lassen sich hormonähnliche Substanzen einordnen?
a) Hormone der Darmschleimhaut (z. B. Gastrin)
b) Neurale Übermittlersubstanzen (z. B. Dopamin)
c) Lokalhormone (z. B. Kinine)

8. Fortpflanzungsorgane

1. Geben Sie einen anatomischen Überblick der männlichen Organe, die zur Fortpflanzung dienen!
Hoden (Testis)
Nebenhoden (Epididymis)
Samenleiter (Ductus deferens)
Glied (Penis)
Eichel (Glans penis)
Schwellkörper (Corpus cavernosum)
Hodensack (Scrotum)
Vorsteherdrüse (Prostata)
Cowpersche Drüsen

2. Geben Sie einen anatomischen Überblick der weiblichen Organe!
Eierstock (Ovarium)
Eizellen (Oozyten)
Eileiter (Tuba uterina)
Muttermund (Portio vaginalis uteri)

Eileitertrichter (Infundibulum)	Große und kleine Schamlippe
Gebärmutter (Uterus)	(Labia majores et minores)
Gebärmutterhals (Cervix uteri)	Bartholinsche Drüsen
	Kitzler (Clitoris)
	Brust (Mamma)

3. Nennen Sie die akzessorischen Geschlechtsdrüsen bei der Frau!
   a) Gebärmutterdrüsen
   b) Bartholinschen Drüsen

4. Wo liegen die Eileiter?
   Sie sind zwei bleistiftdicke Schläuche von etwa 14–20 cm Länge, die sich vom Eierstock zum Tubenwinkel des Uterus erstrecken. Sie liegen im oberen Anteil der Bauchfellfalte.

5. Wo ist die Gebärmutter (Uterus) lokalisiert?
   Sie findet sich als birnenförmiges Organ (7–9 cm Länge) im kleinen Becken zwischen Blase und Mastdarm.

6. Wie bezeichnet man die Gesamtheit der äußeren weiblichen Geschlechtsorgane?
   Sie wird als Vulva bezeichnet.

7. Was bezeichnet der Begriff Klimakterikum?
   Gemeint ist hier die Zeit zwischen Erschöpfungsbeginn der Eierstökke bis zum Einstellen der funktionellen Tätigkeit. Der Beginn dieses Zeitraumes wird auch als Präklimakterium bezeichnet.

8. Wo liegen beim Mann die Nebenhoden (Epididymis)?
   Sie sind am oberen Hodenpol und deren hinteren Kante lokalisiert. Man unterscheidet hier Kopf-, Körper- und Schweifanteil.

9. Nennen Sie die akzessorischen Geschlechtsdrüsen beim Mann!
   a) Prostata (Vorsteherdrüse)
   b) Cowpersche Drüsen

10. Wie heißen die äußeren männlichen Geschlechtsorgane?
    a) Hodensack
    b) Penis

11. Welche Rolle spielen Sympathicus und Parasympathicus bei der Erektion sowie Ejakulation?
Erektion: Reflex läuft im Parasympathicusanteil
Ejakulation: ist ein Sympathicus-gesteuerter Reflex.

9. Verdauungsapparat und Ernährung

1. Was versteht man unter dem Begriff Verdauung?
Verdauung bedeutet Zerkleinerung von aufgenommener Nahrung, die Lösung in Wasser sowie den Abbau durch Enzymtätigkeit in einfache Bestandteile, die von den Schleimhäuten aufgenommen werden.

2. Aus welchen Abschnitten besteht der Verdauungstrakt (das Verdauungsrohr)?
Mundhöhle, Ösophagus (Speiseröhre), Magen (Ventriculus), Dünndarm (Intestinum tenue), (Leber (Hepar), Bauchspeicheldrüse (Pankreas)) Dickdarm (Colon), Mastdarm (Rectum), Analkanal (Canalis analis).

3. Was können Sie bei gut geöffneter Mundhöhle erblicken? 10
Untere und obere Zahnreihe
Vorhof (Vestibulum oris)
Wangenwandung
Zunge (Lingua)
Zungen ~~Unterlippen~~bändchen (Frenulum linguae)
Zäpfchen (Uvula)
Gaumensegel
Gaumenbogen
Hintere Rachenwand
Gaumenmandeln (Tonsilla palatina)

4. Welche Speicheldrüsen sind in der Mundhöhle lokalisiert?
a) Ohrspeicheldrüsen (Glandula parotis) beiderseits
b) Unterkieferspeicheldrüse (Glandula submandibularis)
c) Unterzungenspeicheldrüse (Glandula sublingualis)

5. Der Rachen wird anatomisch in drei Abschnitte unterteilt. Wie heißen diese?
   a) Oberer Rachenanteil (Pars nasalis)
   b) Mittlerer Rachenanteil (Pars oralis)
   c) Unterer Rachenanteil (Pars laryngae)

6. Was wird als Oesophagus bezeichnet?
   Oesophagus oder Speiseröhre ist ein etwa 25 cm langer, muskulomembranöser Schlauch, der Rachen und Magen verbindet. Er liegt hinter der Luftröhre (Trachea) und vor der Wirbelsäule.

7. Wo liegt der Magen?
   Der Magen liegt im Bereich des linken Oberbauches zwischen Leber und Milz. Er liegt auf der Bauchspeicheldrüse, ist aber durch ein Netz von dieser getrennt.

8. Was bezeichnet man als Curvatura minor und was als Curvatura major?
   Curvatura minor = die rechte Magenkante (kleine Krümmung)
   Curvatura major = die linke Magenkante (große Krümmung)

9. Was bedeuten Kardia, Magenfundus, Pylorus und Antrum?
   Kardia = Mageneingang (Anschluß an den Oesophagus)
   Magenfundus = Magengewölbe (liegt unter der linken Zwerchfellkuppe)
   Pylorus = Pförtner oder Magenausgang (Anschluß an das Duodenum)
   Antrum = Regio praepylorica (liegt vor dem Körper des Pankreas)

10. Wo liegt die Bauchspeicheldrüse?
    Sie ist hinter dem Magen lokalisiert. Die Bauchspeicheldrüse besteht aus Kopf, Körper und Schwanz. Hinter dem Bauchfell zwischen Duodenalschlinge und Milzhilus (etwa Höhe des 2. Lendenwirbels) ist sie als 15–22 cm langes Organ gelegen.

11. Wo findet sich die Leber?
    Sie liegt im rechten Oberbauch, wobei der linke Leberlappen weit nach links hinüberzieht. Der obere Leberanteil liegt dem Zwerchfell an.

12. In welche Abschnitte kann der Dünndarm eingeteilt werden?
    a) Duodenum (Zwölffingerdarm)
    b) Jejunum (Leerdarm)
    c) Ileum (Krummdarm)

13. Aus welchen Abschnitten besteht der Dickdarm?
    a) Zökum Blinddarm (Beginn des Dickdarms)
    b) Colon ascendens (aufsteigender Teil)
    c) Colon transversum (Querdarm)
    d) Colon descendens (absteigender Teil)
    e) Sigma (S-förmiger Abschnitt)
    f) Rektum (Mastdarm)

14. Wo beginnt der Verdauungsprozeß?
    Er beginnt bereits in der Mundhöhle. Nahrungsmittel werden aufgenommen und zwischen den Mahlzähnen zerkaut. Die Kohlenhydratverdauung beginnt hier unter Einwirkung des Speichels (Ferment: Ptyalin).

15. Wie wirken Sympathicus und Parasympathicus auf die Speichelsekretion?
    Sympathicus = bremst die Speichelsekretion
    Parasympathicus = fördert die Speichelsekretion

16. Was bewirkt die Berührung der hinteren Rachenwand?
    Hierdurch wird der Schluckreflex ausgelöst.

17. Wodurch wird erklärt, daß selbst der Anblick von Speisen eine Speichelsekretion auslösen kann?
    Durch den bedingten Reflex (siehe Pawlow).

18. Was wird durch die Speichelamylase (Ptyalin) abgebaut?
    Stärke wird zu Malzzucker abgebaut. Dies ist ein Vorgang der Kohlenhydratverdauung.

19. Was wird als Gaumen bezeichnet?
    Der Gaumen (Palatum) stellt eine Trennwand zwischen Mund- und Nasenhöhle dar.

20. Wie wird der geschluckte Nahrungsbrei durch den Ösophagus befördert?
Durch die peristaltischen Bewegungen der Muskelwand des Ösophagus wird der Bissen zum Magen befördert.

21. Wodurch wird die peristaltische Bewegung im Magen gesteuert?
Durch autonome Nervengeflechte, welche sich in der Magenwand befinden, wird die Peristaltik gesteuert.

22. Nennen Sie die Aufgaben des Magens!
a) Speicher für aufgenommene Nahrung
b) Erwärmung der Nahrung
c) Weiterbeförderung der Nahrung
d) Einleitung der Eiweißverdauung

23. Welche Aufgaben haben die Hauptzellen, die Belegzellen sowie die Nebenzellen?
Hauptzellen sondern Pepsinogene und Kathepsin ab.
Belegzellen bilden eine Vorstufe der Salzsäure.
Nebenzellen bilden schützenden Schleim.

24. Woraus besteht der Magensaft?
a) Wasser
b) Schleim
c) Salzen
d) Salzsäuren
e) Enzymen

25. Wie heißen die Magenenzyme, und welche Aufgaben haben diese?
Kathepsin und **Pepsin** leiten die Eiweißverdauung ein und spalten Eiweiße in höhere Peptide.
Labferment findet sich nur bei Neugeborenen, welche die Milchgerinnung bewirkt. Bei Erwachsenen haben Pepsine und Kathepsin dieselbe Wirkung. Die **Salzsäure** aktiviert Pepsinogene zu Pepsin, fällt die Eiweiße und zerstört Bakterien. Der Intrinsic faktor ist ein Enzym, welches in der Magenschleimhaut gebildet wird. Zusammen mit dem Extrinsic faktor (Vitamin B12) ermöglicht es die normale Reifung der Erythrozyten.

26. Wieviel Pankreassaft wird von der Bauchspeicheldrüse an einem Tag gebildet?
Es wird etwa ½ bis 1½ Liter Saft von der Bauchspeicheldrüse abgesondert.

27. Wie heißt der Ausführungsgang der Bauchspeicheldrüse?
Der Ausführungsgang heißt Ductus pankreatikus, welcher mit dem Gallengang (Ductus choledochus) auf der Vaterschen Papille in den Zwölffingerdarm mündet.

28. Nennen Sie die Aufgaben des Pankreas!
   a) Endokrine Funktion (Abgabe in den Langerhansschen Zellen von Insulin und Glukagon)
   b) Fermentbildung Enzymbildung
   (Amylase = Kohlenhydratverdauung
   Lipase = Fettverdauung
   Proteasen Trypsinogen, Chymotrypsinogen = Eiweißspaltung)

29. Wie erfolgt die Gefäßversorgung der Leber?
Durch die Leberarterie strömt sauerstoffreiches Blut zur Leber hin. Die Pfortader führt venöses Blut von den Baucheingeweiden her. Dann verteilt sich das Blut in einem Kapillarnetz (Vermischung des Blutes in den Lebersinusoiden). Die Lebervene führt dann das Blut in die untere Hohlvene.

30. Was sind die Funktionen der Leber?
   a) Drüsenfunktion (Gallebereitung etwa 1 Liter/24 Std.)
   b) Blutdepot (nimmt bis zu 20 % der Gesamtblutmenge auf)
   c) Stoffwechselfunktion (Glykogenbildung und Glykogenspeicherung, Aufbau von Eiweißen, Harnstoffbereitung, Entgiftung von Toxinen)
   d) Blutbildung (Embryonalstadium)
   e) Zerstörung überalterter Erythrozyten
   f) Eisenspeicher
   g) Blutgerinnung
   h) Bilirubinkreislauf

31. Aus welchen Bestandteilen setzt sich die Gallenflüssigkeit zusammen?
Wasser, Salzen, Schleim, Bilirubin, Lezithin und Cholesterin.

Enzyme

32. Enthält die Gallenflüssigkeit auch Fermente?
Nein, sie enthält **keine** Fermente.

33. Welche Aufgabe hat die Gallenblase?
Die Gallenblase ist der Speicherungsort der Gallenflüssigkeit (bis etwa 100 ml können gespeichert werden).

34. Woher stammen die genannten Bestandteile der Gallenflüssigkeit (Bilirubin, Salze, Lezithin und Cholesterin)?
Diese Bestandteile stammen aus dem Untergang (Abbau) der roten Blutkörperchen.

35. Was bedeutet Bilirubinkreislauf?
Aus dem Hämoglobin entsteht Bilirubin, welches in Galle und Darm gelangt. Ein Teil des Bilirubin wird als Urobilinogen im Darm rückresorbiert und gelangt ins Blut. In der Leber wird es wieder in Bilirubin zurückverwandelt (Bilirubinkreislauf).

36. Was nennt man Sterkobilin?
Sterkobilin ist das Umwandlungsprodukt des Bilirubins im Darm, welches mit dem Kot ausgeschieden wird und dem Stuhl die braune Farbe gibt.

37. Wie ist die Oberfläche der Dünndarmschleimhaut beschaffen?
Es finden sich hier zahlreiche Zotten, die die zerlegten Nahrungsstoffe resorbieren.

Enzyme

38. Nennen Sie die Fermente, die der Darmsaft enthält!
   a) Darmlipase (Fettspaltung)
   b) Erepsin (baut Polypeptide zu Aminosäuren ab)
   c) Amylase, Saccharase, Maltase und Laktase (Kohlenhydratzerlegung)

zerlegt Stärke

39. Was versteht man unter Peyersche Plaques?
Peyersche Plaques = Anhäufung von Lymphgewebe im unteren Dünndarmanteil.

40. In welcher Form werden im Dünndarm a) Eiweiße, b) Kohlenhydrate und c) Fette resorbiert?
Die Resorption erfolgt in Form von
a) Aminosäuren
b) einfachen Zuckern
c) Fettsäuren und Glyzerin

41. Welche Aufgabe hat die Ileozökalklappe (Bauhinsche Klappe)?
Sie liegt zwischen Dünndarm und Blinddarm und verhindert den Rückfluß des Speisebreies in das Ileum.

42. Welche Aufgabe hat der Dickdarm?
Der Dickdarm (welcher keine Darmzotten besitzt) dient in erster Linie der Wasserrückresorption sowie die Eindickung des Darminhaltes.

43. Was bezeichnet man als „Tonsille des Darmes"?
Die Appendix besteht zum großen Teil aus lymphatischem Gewebe und wird somit auch als „Darmtonsille" bezeichnet.

44. Aus welchen Bestandteilen besteht ein normaler Stuhl (Fäzes)?
a) Unverdauliche Speisereste
b) Schleim
c) Verdauungssäften
d) Ausscheidungsprodukten (z. B. Kalksalze)
e) Bakterien (insbesondere Kolibakterien)

45. Was sind Enzyme?
Enzyme (Fermente) sind in lebenden Zellen gebildete hochmolekulare Eiweißkörper. Diese beschleunigen bestimmte chemische Reaktionen erheblich, ohne unmittelbar daran teilzunehmen (Biokatalysatoren).

46. Nennen Sie die Herkunft menschlicher Nahrungsmittel!
Pflanzlicher Herkunft = Früchte, Getreide u. a.

Tierischer Herkunft = Fleisch, Milch, Fisch u. a.
Mineralischer Herkunft = Salze

47. Wie hoch ist in etwa der tägliche Wasserbedarf des Menschen?
Er liegt bei etwa täglich 3 Liter.

48. Was sind Vitamine?
Vitamine sind Nährstoffe, die in minimalen Mengen dem Körper zugeführt werden müssen, um die Aufrechterhaltung der Gesundheit gewährleisten zu können. Der menschliche Organismus kann diese Stoffe nicht oder nur unvollständig synthetisieren (Gegensatz zu Hormonen).

49. Welche Vitamine sind fettlöslich, welche sind wasserlöslich?
Fettlöslich sind Vitamin A, D, E, K
Wasserlöslich sind Vitamin B und C

50. Zu welchen Ausfallerscheinungen führt ein Mangel an Vitamin A?
Ein Mangel an Vitamin A (Epithelschutzvitamin) führt primär zu Erkrankungen am Auge (z. B. Nachtblindheit) sowie auch Veränderungen an der Haut (z. B. Schuppenbildung, Trockenheit).

51. Wozu führt ein Mangel an Vitamin D?
Avitaminose D führt beim Kinde zur Rachitis. Beim Erwachsenen findet sich häufig Erweichung der Knochen (Osteomalazie).

52. Wozu führt ein Vitamin-K-Mangel?
Es kommt zu Haut- und Schleimhautblutungen.

53. Was bezeichnet der Begriff „Stoffwechsel"?
Unter Stoffwechsel (Metabolismus) versteht man die gesamten Vorgänge des Abbaues und die Umwandlung von Substraten (z. B. Nahrungsmittel) sowie des Zerfalls und Ersatzes der Körperbestandteile.

Pathologie S. 112 Stoffwechselerkrankungen S. 156-58

10. Harnapparat

1. Welche Anteile rechnet man zu dem Harnapparat?
Zum Harnapparat gehören die beiden Nieren, die Nierenkelche, die

Nierenbecken (Pyelon), die beiden Harnleiter (Ureteren), die Blase und die Harnröhre (Urethra).

2. Welche Gemeinsamkeit haben die Lungen mit den Nieren?
Die Nieren sind neben den Lungen das wichtigste Exkretionsorgan.

3. Wo sind die Nieren lokalisiert?
Sie liegen beide außerhalb der Bauchhöhle. Lokalisiert sind sie hinter dem Peritoneum in Höhe der Lendenwirbelsäule unterhalb des Zwerchfells. Die linke Niere liegt höher als die rechte.

4. Wovon sind die Nieren umgeben?
Beide Nieren sind von einer Fettkapsel (Capsula adiposa) umgeben.

5. Was passiert, wenn diese Fettkapsel schwindet?
Es kann zur Senk- oder Wanderniere kommen.

6. Welche Form zeigt die Niere?
Die Niere ist bohnenförmig.

7. Was versteht man unter Nierenhilus?
Nierenhilus ist der Ort an den Nieren, wo Arterie und Nervengeflechte eintreten bzw. Venen und Lymphgefäße sowie Nierenbecken austreten.

8. Wo befindet sich die Nierenrinde?
Die Nierenrinde ist die äußere Zone der Niere. Sie enthält die Glomeruli (Nierenkörperchen) sowie die gewundenen Abschnitte der Nierenkanälchen.

9. In welches Gefäß enden die Nierenvenen?
Die Nierenvenen gelangen in die untere Hohlvene.

10. Was wird als Arbeitseinheit der Niere bezeichnet?
Die Nephronen, welche aus Glomerulus und Kanälchen bestehen, werden als Bau- und Arbeitseinheit bezeichnet.

11. Woraus besteht ein Glomerulus?
Es besteht aus Kapillarschlingen, die von der sogenannten Bowmanschen Kapsel umgeben sind.

12. Wieviel Blut fließen innerhalb von 24 Std. durch die Nieren?
Etwa 1500 Liter Blut fließen pro Tag durch die Nieren.

13. Was versteht man unter dem Begriff Primärharn?
Primärharn oder Ultrafiltrat ist der direkt in den Glomerula gebildete Harn. Erst durch **Rückresorption** und **Sekretion** wird dieser Primärharn zu Urin.

14. Welche Zusammensetzung zeigt der Primärharn?
In seiner Zusammensetzung entspricht das Ultrafiltrat dem eiweißfreien Blutplasma.

15. Wo findet die Rückresorption von Wasser, Zucker, Salzen und anderen Stoffen statt?
Die Rückresorption sowie auch die Sekretion findet im Hauptstück der Nierenkanälchen statt.

16. Welche Rolle spielt das wirksame Hormon Adiuretin?
Das Hypophysenhinterlappenhormon ist ausgesprochen diuresehemmend.

17. Wieviel Urin wird bei einem erwachsenen Menschen innerhalb von 24 Std. gebildet?
Pro Tag etwa 1 bis 1,5 Liter Urin.

18. Wodurch wird die Durchblutung der Nieren reguliert?
Die regulierende Funktion der Nierendurchblutung übernimmt das vegetative Nervensystem.

19. Welche Funktionen haben Nierenkelche, Nierenbecken und die Harnleiter (Ureteren)?
Der durch die Nierenpapillen freiwerdende Harn wird von den Nierenkelchen und dem Nierenbecken aufgefangen. Durch die Harnleiter wird der Urin dann in die Harnblase durch peristaltische Bewegungen befördert.

20. Wo liegt die Harnblase?
Sie liegt hinter der Schamfuge im kleinen Becken unter dem Peritoneum.

21. Wie hoch ist das normale Fassungsvermögen der Harnblase?
Sie faßt etwa 150 bis 500 ml. In extremen Fällen kann sie aber auch bis zu einem Liter fassen.

22. Was bedeutet „Miktion“?
Unter Miktion versteht man den Vorgang des Harnlassens.

23. Erklären Sie die Begriffe Nykturie, Oligurie, Anurie, Polyurie, Pollakisurie!
Nykturie = nächtliches stärkeres Wasserlassen
Oligurie = ungenügende Harnausscheidung in 24 Std. von weniger als 400 ml
Anurie = ungenügende Harnausscheidung in 24 Std. von weniger als 100 ml
Polyurie = erhöhte Harnausscheidung in 24 Std. von mehr als 2 Liter
Pollakisurie = häufiges Wasserlassen in geringen Portionen

24. Aus welchen Bestandteilen setzt sich der Harn zusammen?
a) Organische Substanzen
- Harnstoff (Stoffwechselprodukt des Eiweißumsatzes)
- Harnsäure (Endprodukt des Purinstoffwechsels/Nukleinsäuren)
- Kreatinin (Abbauprodukt des Muskelstoffwechsels)

b) Anorganische Substanzen
- Natrium, Kalium, Kalzium, Magnesium und Ammoniak

c) Wasser
- etwa 95 % sind Wasser

d) Farbstoffe
- Urochrom (stammt aus dem Eiweißstoffwechsel)
- Spuren von Urobilinogen

25. Was versteht man unter einem Urinsediment?
Im Urinsediment (Schleudersatz) findet man nach Zentrifugierung im Bodensatz geringe Mengen (meist in Form von Kristallen) von Salzen, Kalzium-, Magnesium- und Ammoniumphosphat, Kalzium- und Natriumkarbonat, Kalziumoxalat, Harnsäure.

26. Welche pathologischen Befunde können im Urinsediment nachgewiesen werden?
Erhöhte **Leukozyten** finden sich bei entzündlichen Prozessen. **Ery-**

throzyten sind generell pathologisch (z. B. bei Nephritis, Blutungen u. a.). Weitere pathologische Befunde können sein: **Zylinder, Epithelien** der Nieren und ableitenden Harnwege sowie auch bestimmte **Aminosäuren** (z. B. Tyrosin).

27. Nennen Sie Aufgaben/Funktionen des Harnapparates!
Ausscheidungsfunktion
- Harnstoff
- Harnsäure
- Toxine

Aufgaben der Regulation der Körperflüssigkeit
- Regulation des Wasserhaushaltes
- Regulation von Natrium-Kalziumsalzen
- Regulation des osmotischen Druckes
- Regulation des Säure-Basen-Gleichgewichtes

28. Welche Eigenschaften zeigt das in den Nieren gebildete Enzym „Renin"?
Es steigert den arteriellen Blutdruck.

29. Wieviel Harnstoff, Harnsäure und Kreatinin werden pro Tag etwa durch die Nieren ausgeschieden?
Harnstoff = ca. 30 g
Harnsäure = ca. 0,5 bis 1,0 g
Kreatinin = ca. 2 bis 3 g

11. Nervensystem

1. Was versteht man unter Nervenimpuls?
Ein Nervenimpuls ist ein Signal, welches durch eine Nervenfaser geleitet wird.

2. Was versteht man unter a) afferente Nervenleitung und b) efferente Nervenleitung?
   a) Durch die afferenten Leitungen werden Impulsen von der Peripherie zum Zentrum hingeschickt. sensibel
   b) Durch die efferenten Leitungen gelangen Reize vom Zentrum zur Peripherie hin. motorisch

3. Bei Passierung von Nervenimpulsen wird ein Stoff freigesetzt. Wie heißt dieser Stoff? Neurotransmitter
   Azetylcholin wird beim Durchgang eines Nervenimpulses freigesetzt, der zur Entpolarisation der Zellmembran führt.

4. Was bezeichnet man als ernährende Baueinheit des Nervengewebes?
   Das Neuron stellt die Baueinheit des Nervengewebes dar.

5. Woraus besteht ein Neuron?
   Es besteht aus der Nervenzelle sowie aus den verschiedenen Fortsätzen. Die meist kurzen Fortsätze werden hierbei als Dendriten (empfangen die Erregung) bezeichnet. Die längeren Fortsätze heißen Neuriten (leiten die Erregung weiter).

6. Wo finden sich im Körper vermehrt Nervenzellen?
   Sie sind vermehrt in der grauen Substanz des Gehirns und Rückenmarks.

7. Was wird als Synapsen bezeichnet?
   Synapsen sind die Kontaktstellen zwischen einem Neuron und einem benachbarten Neuron bzw. Erfolgsorgan.

8. Wie kann ein Nerv gereizt werden?
   Er kann gereizt werden:
   a) mechanisch
   b) chemisch
   c) elektrisch
   d) durch Wärme

9. Was bezeichnet man als Refraktärzeit?
   Nach Reizeinwirkung bleibt die Nervenfaser für etwa 0,5 Tausendstel einer Sekunde unerregbar. Diese Zeit nennt man Refraktärzeit.

10. Als Steuerungszentralen für nervöse Impulse unterscheidet man zwei verschiedene Systeme. Wie heißen diese?
    a) Cerebrospinales Nervensystem
    b) Vegetatives Nervensystem

11. Welche Aufgaben haben a) Cerebrospinales Nervensystem und b) Vegetatives Nervensystem?
    a) Das Cerebrospinale NS regelt die Beziehung zur Umwelt. Es vermittelt Empfindung sowie Bewegung und ist willkürlich zu beeinflussen. sensibel motorisch
    b) Das vegetative Nervensystem (oder autonomes Nervensystem) ist der unwillkürliche Anteil des Nervensystems. Es regelt die automatischen oder vegetativen Vorgänge in den inneren Organen. Die Zentren liegen ebenfalls wie beim Cerebrospinalen Nervensystem im Rückenmark und Gehirn.

12. Wie heißen die fünf Hirnabschnitte?
    a) Verlängertes Mark (Medulla oblongata)
    b) Hinterhirn (Metencephalon)
    c) Mittelhirn (Mesencephalon)
    d) Zwischenhirn (Diencephalon)
    e) Endhirn (Telencephalon)

13. Wo liegt die Medulla oblongata und welche Funktionen übernimmt sie?
    Das verlängerte Mark stellt eine Verbreiterung des Rückenmarks dar. Auf ihr kommt das übrige Gehirn zu ruhen. Es übernimmt wichtige Steuerungsfunktionen der Atmung, des Herzschlags sowie Konstriktion der Blutgefäße.

14. Wo liegt die Brücke (Pons)?
    Sie liegt vor dem verlängerten Mark auf dem Abhang der Schädelbasis.

15. Wodurch sind die beiden Großhirnhälften (Hemisphären) verbunden?
    Beide Hemisphären sind durch den sogenannten Balken oder Corpus callosum miteinander verbunden.

16. Was bezeichnet man als limbisches System?
    Das am Rande gelegene Gebiet zwischen Hirnstamm und Großhirn wird als Viszeral-Hirn oder als limbisches System bezeichnet.

17. Welche Hirnhäute sind sowohl am Hirn als auch am Rückenmark zu unterscheiden (Meningen)?
    a) Weiche Haut = Pia mater
    b) Spinngewebehaut = Arachnoidea
    c) Harte Haut = Dura mater

18. Wie nennt man den mit Hirn-Rückenmarksflüssigkeit erfüllten Raum?
    Man spricht von Cavum subarachoideale.

19. Von welchen Nerven wird die Peripherie des cerebrospinalen Nervensystems gebildet?
    a) von den Rückenmarksnerven 8, 12, 5, 5, 1-2 Paare
    b) von den Hirn- oder Schädelnerven 12

20. Benennen Sie die bekannten 12 Hirnnerven!
    I Nervus olfactorius (Geruchsnerv)
    II Nervus opticus (bildet mit der Netzhaut das Sehhirn)
    III Nervus oculomotorius (Augenbewegungsnerv)
    IV Nervus trochlearis (Rollnerv für Drehung des Augapfels)
    V Nervus trigeminus (größter aller Hirnnerven = Drillingsnerv)
    VI Nervus abducens (bewirkt Auswärtsbewegung des Augapfels)
    VII Nervus facialis (Gesichtsnerv für mimische Muskulatur)
    VIII Nervus statoacusticus (besteht aus Hörnerv und Nerv zur Erhaltung des Gleichgewichts)
    IX Nervus glossopharyngeus (Zungen- und Schlundnerv)
    X Nervus vagus (Eingeweidenerv und Kehlkopfmuskulaturnerv. Er ist Teil des vegetativen Nervensystems)
    XI Nervus accessorius (ermöglicht Bewegung des Kopfes)
    XII Nervus hypoglossus (ermöglicht Zungenbewegungen)

21. Welche Rückenmarksnerven (Spinalnerven) sind zu unterscheiden?
    8 Paare Zervikalnerven = C1–C8
    12 Paare Thorakalnerven = Th1–Th12
    5 Paare Lumbalnerven = L1–L5
    5 Paare Sakralnerven = S1–S5
    1–2 Paare Kokzygealnerven = Co1–2

22. Was versteht man unter Pyramidenbahn?
Bei der Pyramidenbahn handelt es sich um einen Strang motorischer Fasern an der Vorderfläche des verlängerten Marks. Es ist die wichtigste motorische Bahn.

23. Was versteht man unter extrapyramidale Bahnen?
Hierbei handelt es sich um motorische Bahnen der Großhirnhemisphären, die auf dem Wege zum Rückenmark **nicht** über die Pyramiden in der Medulla oblangata ziehen.

24. Was stellt das Rückenmark für ein Zentrum dar?
Es ist sowohl Zentrum für das cerebrospinale als auch für das vegetative Nervensystem. Es liegt im Wirbelkanal und hat eine Länge von 40 bis 50 cm.

25. Welche Substanz ist im inneren/äußeren des Rückenmarks zu finden?
Zentral im Rückenmark findet sich graue Substanz. Diese wird nach außen von weißer Substanz umgeben.

26. Welche Gruppe von Zellen enthalten a) Vorderhörner b) Hinterhörner?
   a) Die Vorderhörner enthalten **motorische** Zellen (Bewegung auslösende Antriebe)
   b) Die Hinterhörner enthalten **sensible** Zellen.

27. Welche Aufgabe hat das Rückenmark?
   a) Verbindung von Gehirn und peripherem Nervensystem
   b) Beteiligung an das Zustandekommen von Reflexen
   c) Wichtige Umschaltstelle sämtlicher Reize

28. Was versteht man unter einem Reflex?
Bei einem Reflex handelt es sich um eine unwillkürlich verlaufende Übertragung eines Reizes von einer sensiblen Nervenbahn auf eine motorische Nervenbahn.

29. Nennen Sie die wichtigsten Fremdreflexe!
   a) Schutzreflexe (z. B. Hustenreflex)

b) Fluchtreflexe (z. B. bei Schmerz)
c) Ernährungsreflexe (z. B. Saugreflex bei Säuglingen)

30. Nennen Sie wichtige Eigenreflexe!
a) Patellarsehnenreflexe
b) Achillessehnenreflexe
c) Bizeps-, Trizeps- und Radiusperiostreflexe

31. Wie heißen die zwei wichtigen Anteile des vegetativen Nervensystems?
a) Sympathikus
b) Parasympathikus

32. Welche wichtige Aufgabe hat das vegetative (autonome) Nervensystem allgemein?
Es hat die Aufgabe, die lebenswichtigen, unwillkürlichen Funktionen zu steuern.

33. Welche Aufgaben unterliegen dem Sympathikus?
a) Anregung des Stoffwechsels
b) Körper auf Arbeit einstellen
c) Freisetzung von Energie

34. Welche Aufgaben unterliegen dem Parasympathikus?
a) Bremsung des Stoffwechsels
b) Ruheeinstellung des Körpers
c) Anregung der Verdauung
d) Nährstoffspeicherung

35. Welche Stoffe werden bei Reizung sympathischer bzw. parasympathischer Nerven frei?
Bei Sympathikusreizung: Noradrenalin und Adrenalin
Bei Parasympathikusreizung: Acetylcholin

36. Nennen Sie wesentliche Funktionen des Sympathikus!
a) Beschleunigung von Herz- und Atemrhythmus
b) Erhöhung des Blutdruckes (Hypertonie)
c) Schweißsekretion

d) Erweiterung der Pupillen (Mydriasis)
e) Ejakulation

37. Nennen Sie wesentliche Funktionen des Parasympathikus!
a) Verlangsamung von Herz- und Atemrhythmus
b) Erniedrigter Blutdruck (Hypotonie)
c) Herabsetzung der Pulsfrequenz (Bradykardie)
d) Verengung der Pupillen (Miosis)
e) Erektion
f) Anregung der Darmtätigkeit

12. Respirationsapparat

1. Wie wird der Atmungstrakt eingeteilt?
a) Obere Luftwege
- Nase
- Rachen (Pharynx)

b) Untere Luftwege
- Kehlkopf (Larynx)
- Luftröhre (Trachea)
- Bronchien
- Bronchiolen

c) Alveolärer Gasaustausch
- Lungenbläschen (Alveolen), also die Lungen im engeren Sinn.

2. Welche allgemeine Aufgaben haben die Atmungsorgane?
Sie dienen dazu, den lebensnotwendigen Sauerstoff aufzunehmen und das Endprodukt der Verbrennung, Kohlendioxid (CO_2), abzugeben.

3. Was bedeutet innere bzw. äußere Atmung?
Innere Atmung: Gasaustausch des Blutes mit den Geweben durch die Kapillarwände (Abgabe von 0_2, Aufnahme von CO_2)
Äussere Atmung: Gasaustausch in den Alveolen (Lungenbläschen) zwischen Luft und Blut (Abgabe von CO_2, Aufnahme von O_2)

4. An der Oberfläche der Nasenschleimhaut findet sich vermehrt Flimmerepithel. Wozu dient es?

Durch die Härchen des Flimmerepithels werden Staub und Schleim gegen die Nasenöffnung hin bewegt.

5. Welche Funktionen hat die Nasenschleimhaut?
Durch die gut durchblutete Schleimhaut wird die Einatmungsluft erwärmt, angefeuchtet, kontrolliert und gereinigt.

6. Was bezeichnet man als Nasennebenhöhlen?
Es handelt sich hierbei um Höhlen durch die Begrenzung der Knochen, welche eine Erweiterung des Nasenraumes darstellen und dessen Funktionen verstärken. Diese Höhlen sind mit Luft gefüllt und durch kleine Öffnungen mit der Nasenhöhle verbunden.

7. Nennen Sie die Nasennebenhöhlenfunktionen!
   a) Unterstützung der Aufgaben der Nasenhöhle (Oberflächenvergrößerung)
   b) Resonanzraum der Stimme

8. Was bedeutet „Choana"?
Hiermit wird der hintere Nasenausgang bezeichnet.

9. Wo liegt der Rachen?
Der Rachen liegt zwischen den Choanen und dem Kehlkopf.

10. Mit welchem Gewebe ist der Rachen (Phaynx) ausgekleidet?
Es findet sich hier Schleimhautepithelgewebe.

11. Welche Aufgaben hat der Rachen?
Er hat wesentliche Aufgaben beim Schluckakt (Beförderung der Speisen vom Mund bis zum Mageneingang). Der Rachen dient weiter als Weg für die Luft.

12. Aus welchen Anteilen setzt sich der lymphatische Rachenring zusammen?
   a) Gaumenmandeln
   b) Rachenmandel
   c) Zungenmandel
   d) Vereinzelte Lymphfollikel an der Rachenhinterwand und weichen Gaumen

13. Was sind die zwei wesentlichen Funktionen des Kehlkopfes (Larynx)?
    a) Pförtnerfunktion (Schutz vor Fremdkörpern)
    b) Stimmbildungsfunktion (Schwingungen der Stimmbänder)

14. Wie verläuft die Luftröhre (Trachea)?
    Sie beginnt am Kehlkopf und endet bei der Bifurkation (Gabelung) in Höhe des fünften Brustwirbels, wo rechts und links je ein Hauptbronchus in die beiden Lungenanteile abgeht. Die Luftröhre verläuft vor der Speiseröhre und hinter der Schilddrüse.

15. Welche Aufgaben hat die Trachea?
    Die Luft wird hier weitergeleitet, erwärmt, angefeuchtet und gereinigt.

16. Wie wird der sogenannte „Bronchialbaum" aufgeteilt?
    a) Hauptbronchus (je zwei, wobei der rechte Hauptbronchus kürzer, und steiler abwärts zieht)
    b) Segementbronchien
    c) Endbronchien
    d) Atmungsbronchien
    e) Alveolargänge
    f) Alevolarsäckchen

17. Wovon wird das Lungengewebe gebildet?
    Es wird von dem Bronchialbaum sowie den Alveolen gebildet.

18. Von welchen Anteilen werden die Lungen (Pulmones) begrenzt?
    Nach unten wird die Lunge durch das Zwerchfell begrenzt. Seitlich liegen die Rippen sowie die Zwischenrippenmuskulatur. Nach oben hin werden die Lungenanteile durch die 1. Rippe beim Schlüsselbein begrenzt.

19. Wie sind die Lungen aufgebaut?
    Die rechte Lunge ist in drei Lappen eingeteilt, die Linke in zwei Lappen (Verdrängung durch das Herz). Ein Lungenlappen wird von mehreren Segmenten gebildet. Die zwei Lungenflügel besitzen insgesamt je 10 Segmente, welche wiederum aus mehreren Lungenläppchen bestehen. Das Lungenläppchen besteht aus mehreren Alveolen.

20. Was versteht man unter Lungenstiel?
Der Lungenstiel oder Lungenhilus stellt die Verzweigung der Hauptbronchien und Lungengefäße an der Innenseite der Lungen dar.

21. Nennen Sie die zwei wesentlichen Funktionen der Lungen!
a) Aufnahme von Sauerstoff
b) Abgabe von Kohlendioxyd

22. Welche Rollen spielen die Arteria pulmonalis und die Vena pulmonalis im Atmungsfunktionskreislauf?
Die Arteria pulmonalis (Lungenarterie) führt sauerstoffarmes Blut, welches mit Kohlendioxyd angereichert ist. Durch die semipermeable (halbdurchlässige) Wand der Kapillaren und Alveolen wird dieses Kohlendioxyd zur Ausatmung freigemacht. Umgekehrt wird Sauerstoff aufgenommen. Die Vena pulmonalis (Lungenvene) bringt das sauerstoffreiche Blut zum Herzen zurück.

23. Die Respiration (Atmung) verläuft in zwei Phasen. Wie heißen diese?
a) Inspiration (Einatmung)
b) Expiration (Ausatmung)

24. Wo erfolgt die Steuerung der Atmung bzw. die nervale Versorgung?
a) Steuerung durch das Atemzentrum (Medulla oblangata)
b) Registrierung und Weiterleitung von Reizen über den Nervus vagus
c) Willkürliche Beeinflussung über die quergestreiften Atemmuskeln

25. Wie hoch ist die normale Atemfrequenz bei einem erwachsenen Menschen?
Sie beträgt etwa 12 bis 15 Atemzüge in der Minute (à 500 ccm Luft).

26. Was bedeuten a) Lungenkapazität b) Atemzugvolumen c) Reserveluft d) Residualluft e) Vitalkapazität?
a) Lungenkapazität = Fassungsvermögen der Lungen
b) Atemzugvolumen = Luftvolumen eines Atemzuges (ca. 500 ml)
c) Reserveluft = die Luftmenge, welche bei tiefer Ausatmung zusätzlich noch ausgeatmet werden kann (bis ca. 2000 ccm)
d) Residualluft = Restluft, welche auch nach maximaler Ausatmung in den Lungen zurück bleibt

e) **Vitalkapazität** = die Luftmenge, die nach tiefster Einatmung bis zur vollständigen Ausatmung abgegeben wird (abhängig von Geschlecht, Alter und Körpergröße)

27. Wie kann das Atemminutenvolumen errechnet werden?
Durch Multiplikation des Atemzugvolumens (ca. 500 ml) mit den Atemzügen in einer Minute (z.B. 15/min) erhält man das Atemminutenvolumen: $0{,}5 \times 15 = 7{,}5$ Liter werden in einer Minute ein- und ausgeatmet.

28. Erklären Sie die Begriffe Dyspnoe, Apnoe, Orthopnoe?
Dyspnoe = Atemnot (man spricht auch von Ruhedyspnose = Atemnot in Ruhe, sowie Belastungsdyspnoe = Atemnot bei Belastung)
Apnoe = Atemstillstand
Orthopnoe = Es kann nur mit aufrechtem Oberkörper geatmet werden

29. Was bedeutet: a) Kußmaulsche Atmung b) Cheyne-Stokessche Atmung c) Biotsche Atmung?
Es handelt sich hierbei um pathologische Atemtypen.
Ad a) Es handelt sich hierbei um die große Atmung mit verlangsamten sowie vertieften Atemzügen (z. B. im Koma diabeticum)
Ad b) Diese Atmung ist eine periodisch an- und abschwellende Atmung, unterbrochen durch vorübergehende Atemstillstände (z. B. bei Urämie, schwerster Herzinsuffizienz)
Ad c) Diese Form ist charakterisiert durch vertiefte Atemzüge mit vorübergehendem Atemstillstand (z. B. bei gesteigertem Hirndruck)

Haut (Cutis) und andere Sinnesorgane (13. und 14.)

1. Welche Funktionen hat die Haut?
   a) Schutzfunktion (Schutz vor chemischen, mechanischen und thermischen Schädigungen)
   b) Speicherfunktion (Fett im Unterhautgewebe)
   c) Ausscheidungsfunktion (z. B. Schweißausscheidung)

d) Thermoregulation
e) Sinnesfunktion

2. Welche drei Schichten sind anatomisch an der Haut zu unterscheiden?
   a) Oberhaut (Epidermis)
   b) Lederhaut (Corium)
   c) Unterhaut (Tela subcutanea)

3. In welcher Hautschicht liegen die meisten Hautsinnesorgane?
   Im Corium (Lederhaut) liegen die meisten Hautsinnesorgane (z. B. Meißnerschen Tastkörperchen, Merkelschen Tastscheiben) sowie auch zahlreiche freie Nervenendungen (Schmerzrezeptoren).

4. Nennen Sie Anhangsorgane der Haut!
   a) Haare (Lanugobehaarung, Terminalbehaarung)
   b) Nägel
   c) Hautdrüsen (Talgdrüsen, Schweißdrüsen, Duftdrüsen, Brust- oder Milchdrüsen)

5. Welche Sinnesorgane gibt es im menschlichen Körper?
   a) Haut (siehe oben)
   b) Sehorgan (Sehempfindung)
   c) Gehörorgan (Gehörempfindung)
   d) Gleichgewichtsorgan (Bewegungsempfindung des Kopfes)
   e) Geruchssinn (Geruchsempfindung)
   f) Geschmackssinn (Geschmacksempfindung)

6. Das Sehorgan wird in zwei wesentliche Bereiche unterteilt. Wie heißen diese?
   a) Bulbus (Augapfel)
   b) Hilfsapparate des Auges

7. Welche Aufgaben kommen der Regenbogenhaut (Iris) zu?
   Die Iris hat eine wesentliche Funktion zum Schutz vor zu starkem Lichteinfall bzw. bei Dunkelheit ermöglicht sie optimalen Lichteinfall.

8. Welche Einteilung des Gehörganges ist Ihnen bekannt?
   a) Außenohr (Ohrmuschel, äußeren Gehörgang, Trommelfell)

b) Mittelohr (Paukenhöhle u. Nebenräume, Gehörknöchelchen, Tube)
c) Innenohr (Schnecke, Vestibularapparat)

Kapitel III

Fragen und Antworten zur allgemeinen und speziellen Pathologie

1. Allgemeine Pathologie

1. Was wird von der WHO (Weltgesundheitsorganisation) als Gesundheit bezeichnet?
   Gesundheit ist der Zustand völligen körperlichen, psychischen und sozialen Wohlbefindens.

2. Was kann als Krankheit bezeichnet werden?
   Krankheit ist jede Störung der körperlichen und geistigen Gesundheit.

3. Was versteht man unter Pathologie und Ätiologie?
   Pathologie = Krankheitslehre und Krankheitsforschung
   Ätiologie = Lehre von den auslösenden Krankheitsursachen

4. Wie heißen die zwei großen Bereiche von Krankheitsursachen?
   a) Endogene Krankheitsursachen
   b) Exogene Krankheitsursachen

5. Nennen Sie exogene Krankheitsursachen!
   Verletzungen
   Temperaturveränderungen
   Chemisch giftige Substanzen
   Gestörte Nahrungszufuhr
   Belebte Krankheitsursachen (Bakterien, Viren u. a.)
   Strahlen
   Sauerstoffmangel
   Elektrizität
   Luftdruckveränderungen
   Psychosoziale Schäden

6. Was versteht man unter Pathogenese?
Beschrieben wird hier der Krankheitsvorgang in seinem Verlauf. Von Beginn der auslösenden Ereignisse bis zu den verschiedenen Phasen und Stadien einer Erkrankung.

7. Je nach Verlauf von Erkrankungen sind zwei Formen zu unterscheiden. Welche?
a) akute Erkrankungen
b) chronische Erkrankungen

8. Was versteht man unter Resistenz?
Gemeint ist hiermit die Summe aller Schutzmechanismen des Körpers gegenüber exogenen und endogenen Einflüssen, welche seine funktionelle oder strukturelle Organisation stören könnten.

9. Wie wird die Stabilität des Organismus auch bezeichnet?
Man spricht von Homöostase.

10. Was versteht man unter Disposition?
Die Disposition ist die Bereitschaft, an einer bestimmten Krankheit zu erkranken.

11. Was sind die Zeichen einer akuten Entzündung?
a) Rötung (Rubor)
b) Schwellung (Tumor)
c) Schmerz (Dolor)
d) Überwärmung (Calor)
e) Funktionseinschränkung (Functio laesa)

12. Wann spricht man von funktioneller und wann von organischer Krankheit?
Funktionell: Es liegt eine Regulationsstörung ohne organische Veränderung vor
Organisch: Es liegen organische Gewebsveränderungen vor

13. Was sind die sicheren Zeichen des allgemeinen Todes?
a) Totenflecken (Livores)
b) Fäulnis (Autolyse)
c) Leichenstarre (Rigor mortis)

14. Erklären Sie die Begriffe Morbidität, Mortalität, perinatale Sterblichkeit und Letalität!
Morbidität: Die Häufigkeit einer Erkrankung, definiert als Verhältnis der Zahl der erkrankten Personen zur Zahl der Gesamtbevölkerung in einer bestimmten Zeit
Mortalität: Häufigkeit der Todesfälle im Bezug zur Morbidität
Perinatale Sterblichkeit: Zusammenfassung der Frühsterblichkeit und Totgeburthäufigkeit
Letalität: Anzahl der an einer bestimmten Erkrankung Verstorbenen (Tödlichkeit)

2. Pathologie Herz-Kreislauf-Gefäße

1. Wodurch können Erkrankungen am Herz hervorgerufen werden?
   a) Kongenitale Herzfehler (angeboren)
   b) Bakterielle Infektionen im Bereich des Herzens oder Streuherde
   c) Allergisch-rheumatische Erkrankungen
   d) Übermäßige Belastung eines der beiden Ventrikel
   e) Degenerative Herzveränderungen
   f) Herzrhythmusstörungen
   g) Toxische Einwirkungen auf das Herz

2. Was versteht man unter einer Herzinsuffizienz?
   Man spricht von Herzinsuffizienz, wenn das Herz die geforderte Leistung des Bluttransports nicht mehr erfüllen kann. Das Herz ist nicht mehr fähig, das venöse Angebot in die arterielle Seite zu befördern.

3. Was passiert, wenn eine Herzinsuffizienz nicht weiter kompensiert werden kann?
   Es kommt als Folge seiner Anstrengung zur Dilatation des Herzens. Dieser Zustand wird als Dekompensation bezeichnet.

4. Handelt es sich bei der Herzinsuffizienz um ein Grundleiden?
   Nein, die Herzinsuffizienz ist ein Syndrom.

5. Welche Formen der Herzinsuffizienz sind Ihnen bekannt?
   a) Linksherzinsuffizienz

b) Rechtsherzinsuffizienz
c) Globalinsuffizienz (= Doppelinsuffizienz)

6. Wie sind die wesentlichen Symptome bei Linksherzinsuffizienz?
Dyspnoe (Belastungs- oder Ruhedyspnoe)
Zyanose
Stauungsbronchitis (dadurch nächtlicher Husten)
Lungenödem
Asthma cardiale

7. Wie sind die wesentlichen Symptome bei Rechtsherzinsuffizienz?
Gefüllte Halsvenen auch im Sitzen
Stauungsleber (evtl. leichter Ikterus)
Stauungsnieren
Ascites (Meteorismus)
Ödeme (besonders der Füße und Beine)
Nykturie

8. Zu welchen Erscheinungen kann es zusätzlich bei Doppelinsuffizienz kommen?
Pleuraergüsse

9. Welche Erkrankungen sind differentialdiagnostisch von einer Herzinsuffizienz abzugrenzen?
Lungenerkrankungen, Nierenerkrankungen, Lebererkrankungen, Mediastinaltumoren, Anämien.

10. Welche Diät würden Sie als Heilpraktiker einem Patienten mit Herzinsuffizienz empfehlen?
Zu empfehlen sind viele kleine ballastarme Mahlzeiten. Bei guter Nierenfunktion sollte natriumarme Kost empfohlen werden. Eventuell auch Vitaminpräparate.

11. Sie dürfen als Heilpraktiker die üblichen Digitalis-Präparate, die zur Glykosidtherapie gebräuchlich sind, nicht verordnen. Wissen Sie, wie diese Präparate wirken?
a) Steigern die Herzkraft und Geschwindigkeit der Herzkontraktion
b) Herabsetzung der Reizschwelle

c) Herabsetzung der Überleitungszeit
d) Insgesamte Verlangsamung der Herzfrequenz

12. Ein Patient kommt zu Ihnen und klagt über: Kopfschmerzen, Appetitlosigkeit, Benommenheit, Gelbsehen sowie depressive Zustände. Sie wissen, daß dieser Patient digitalisiert ist. Woran denken Sie?
Zu denken ist an eine Digitalis-Überdosierung.
(Weitere Symptome können sein: Rhythmusstörungen, Bradykardie, Tachykardie, Übelkeit, Durchfall, Erbrechen u. a.)

13. Was bedeutet Vitium cordis?
Vitium cordis = Herzfehler = Herzklappenfehler

14. Welche Klappenfehler kennen Sie? 5
Mitralklappenfehler, Trikuspitalklappenfehler, Pulmonalklappenfehler, Aortenklappenfehler, Mehrfachklappenfehler.

15. Was versteht man unter einer Stenose, sowie Insuffizienz der Herzklappen?
Stenose = Verengung der Klappen mit ungenügendem Blutdurchfluß
Insuffizienz = Schlußunfähigkeit der Klappen

16. Welche Ätiologie hat die Mitralstenose?
In den meisten Fällen ist diese Erkrankung aus einer rheumatischen Endokarditis mit Klappenbeteiligung entstanden.

17. Welche Symptome zeigt eine Mitralstenose? 6
Leistungsminderung
Müdigkeit/Abgeschlagenheit
Dyspnoe
Zyanose
Lungenödem
Facies mitralis (nur bei etwa 30 % der Patienten) rötl. zyanotische Wange

18. Wie ist der Blutdruck bei einer Mitralstenose?
Der Blutdruck ist hypoton mit kleiner Amplitude.

19. Wie kann eine Mitralinsuffizienz definiert werden?
Es handelt sich um eine gestörte Ventilfunktion der Mitralklappe durch ungenügendes Schließen während der Systole.

20. Wie verläuft eine Mitralinsuffizienz?
Es kommt im Verlauf dieser Insuffizienz zur Dilation des linken Vorhofs und des linken Ventrikels. Es findet sich hoher Vorhofdruck, jedoch nicht ein so starker Rückstau in die Lungen wie bei der Stenose, da der erweiterte Vorhof ein großes Volumen aufnimmt.

21. Nennen Sie Symptome bei der Mitralinsuffizienz!
Ermüdung (Stadium II)
Leistungsabfall
Belastungsdyspnoe
Nächtliche Atemnot (Stadium III)
Ruhedyspnoe (Stadium IV)
Lungenödem

22. Was erbringt die Palpation und Auskultation bei Mitralinsuffizienz?
Palpation: Herzspitzenstoß hebend und verbreitert nach links unten
Auskultation: Systolisches Geräusch

23. Nennen Sie Symptome bei Trikuspidalklappenfehler!
Leberstauung
Ascites
Anasarka (ausgedehntes Ödem besonders des Unterhautzellgewebes)

24. Wie ist der Verlauf einer Aortenstenose?
Es kommt im Verlauf der Aortenstenose zur Linkshypertrophie, diastolischer- und systolischer Druckanstieg im linken Ventrikel, Lungenstauung und im letzten Stadium zur Rechtsherzinsuffizienz.

25. Welche Symptome zeigt eine Aorteninsuffizienz?
Anfangs macht sie keine Beschwerden. Die Patienten sind häufig blaß und schwitzen schnell. Sie klagen dann über Belastungsdyspnoe, Herzklopfen.

26. Wie ist der Blutdruck bei Aorteninsuffizienz?
Es findet sich eine hohe Blutdruckamplitude, da der diastolische Wert stark erniedrigt ist.

27. Wie häufig kommen Pulmonalklappenfehler vor?
Pulmonalklappenfehler (Stenose wie auch Insuffizienz) sind selten. Sie sind selten angeboren und noch seltener erworben.

28. Was versteht man unter kongenitale Herzfehler?
Kongenitale Herzfehler = Angeborene Herzfehler.

29. Nennen Sie die Fallotsche Trilogie!
- Pulmonalstenose
- Hypertrophie des rechten Ventrikels
- Vorhofseptumdefekt

30. Kennen Sie die Fallotsche Tetralogie?
- Pulmonalstenose
- Hypertrophie des rechten Ventrikels
- Ventrikelseptumdefekt
- Reitende Aorta

31. Wie unterteilt man die Erkrankungen des Herzmuskels, die sogenannten Kardiomyopathien?
a) Entzündliche Herzerkrankungen (Endo-, Myo-, Perikarditis)
b) Nicht entzündliche Herzerkrankungen

32. Welche Arten von Endokarditis können unterschieden werden?
a) Infektiöse Endokarditis (z. B. bakterielle Endokarditis)
b) Allergisch-rheumatische Endokarditis

33. An welchen Anteilen des Herzens kann eine rheumatische Karditis lokalisiert sein?
Endokard, Myokard, Perikard

34. Welche Entstehung zeigt die rheumatische Karditis?
Meist ging eine beta-hämolysierende Streptokokkeninfektion der oberen Luftwege voraus. Nach etwa 2–3 Wochen entwickelte sich hieraus ein rheumatisches Fieber.

35. Welche Symptome zeigt eine rheumatische Karditis?
- 2–3 Wochen vorher Infektion im HNO-Bereich
- Ermüdbarkeit, Abgeschlagenheit
- Subfebrile Temperatur
- Plötzlicher Temperaturanstieg
- Schmerzen, zuerst in den großen Gelenken, dann springend auf kleine Gelenke
- Gewichtsverlust
- Inappetenz

36. Welche Symptome können bei rheumatischer Karditis häufig an der Haut beobachtet werden?
Erythema anulare rheumaticum (rheumat. Ringelflecke)
Erythema nodosum (Knotenrose)
Subkutane Rheumaknoten (etwa 0,2–2 cm)

37. Welche Komplikationen können nach rheumatischer Karditis auftreten?
Herzklappenfehler (häufig Mitralstenose)
Schäden an den Gelenken
Chorea minor (infekt.-toxische Nervenerkrankung)
Rhythmusstörungen
Embolien

38. Wie heißt der häufigste Erreger bei der bakteriellen Karditis?
Streptococcus viridans

39. Wie kann eine bakterielle Karditis verlaufen?
a) Subakuter Verlauf
b) Akuter Verlauf

40. Wie verläuft eine akute bakterielle Karditis?
Meist Schüttelfrost mit Temperaturanstieg auf über 40° C. Es kommt schnell zur Herzmuskelinsuffizienz mit Nekrosenbildung im Klappengewebe. Man findet an den Klappen von Fibrin bakteriendurchsetzte Thromben, welche sich ablösen und Abszesse bilden können.

41. Welche Symptome zeigt die akute bakterielle Karditis?
Schüttelfrost und hohes Fieber
Gewichtsabnahme
Herzbeschwerden
Gliederschmerzen
Osler-Knötchen (bläuliche Papeln an den Fingerbeeren)
Embolien
Trommelschlegelfinger

42. Zu welchen Veränderungen an der Aorta kann die Lues (Syphilis) führen?
Die Syphilis kann durch chronische Entzündungen der Gefäßwände zu einer Erweiterung der Aorta führen.

43. Was ist ein Aortenaneurysma?
Beim Aortenaneurysma handelt es sich um eine lokalisierte Erweiterung der Aorta.

44. Wie kann eine Perikarditis verlaufen?
Perikarditis sicca = trockene Perikarditis (ohne Erguß)
Perikarditis exsudativa = feuchte Perikarditis (mit Erguß)

45. Wie macht sich eine Perikarditis bemerkbar?
Stechende Schmerzen im Herzbereich
Müdigkeit
Abgeschlagenheit
Appetitlosigkeit
Fieber
Tachypnoe

46. Was ist bei der Perikarditis als typisches Merkmal bei Auskultation festzustellen?
Spezifisch ist das Perikardreiben (= Lokomotivgeräusch), welches jedoch mit Ausbreitung eines Ergusses wieder verschwinden kann.

47. Wodurch wird dieses Geräusch erzeugt?
Durch die zottigen Fibrinauflagerungen auf dem Perikard wird das typische Reibegeräusch erzeugt.

48. Durch welche Körperlage können die Schmerzen bei einer Perikarditis intensiviert werden?
Im Liegen verstärken sich die Schmerzen.

49. Wie kann eine Perikarditis von einer akuten Pleuritis unterschieden werden?
Das Reiben hört beim Atemanhalten auf, bei der Perikarditis nicht.

50. Was bezeichnet man als koronare Herzkrankheit?
Koronare Herzkrankheit oder Koronarinsuffizienz bezeichnet das Mißverhältnis zwischen Sauerstoffbedarf und Angebot bei der Herzmuskelversorgung. Man unterscheidet Belastungskoronarinsuffizienz und Ruhekoronarinsuffizienz.

51. In welcher Form können sich koronare Herzkrankheiten klinisch manifestieren?
a) Angina pectoris
b) Herzinfarkt
c) Herzinsuffizienz
d) Rhythmusstörungen des Herzens

52. Was ist die Hauptursache für das Auftreten koronarer Herzkrankheiten?
Als Hauptursache kann die Koronarsklerose angesehen werden.

53. Nennen Sie Risikofaktoren für das Auftreten von koronaren Herzkrankheiten!
Übergewicht
Hypertonie
Rauchen
Alkohol
Diabetes mellitus
Hypercholesterinämie
Hyperurikämie
Psychosoziale Einflüsse
Toxine anderer Genese (z. B. Umweltgifte)

54. Woraus stellt man die Diagnose der Angina pectoris?
Anamnese

Symptomen
Gaben von Nitroglyzerin (bringt wesentliche Besserung, jedoch nicht beim Herzinfarkt)
EKG (zum Ausschluß eines Infarktes)

55. Wie zeigt sich ein Angina-pectoris-Anfall?
Starke Schmerzen und Einengungsgefühl in der linken oberen Körperhälfte
Schmerzausstrahlung in linke Schulter und Arm
Atemnot
Angst (= Enge = Angina)
Übelkeit
Blaße, kühle, feuchte Haut
Hoher Blutdruck
Erhöhte Pulsfrequenz

56. Was wird als Myokardinfarkt (Herzinfarkt) bezeichnet?
Man spricht von einem Myokardinfarkt, wenn Teile des Herzmuskels infolge einer unterbrochenen Blutzufuhr (Verschluß) nekrotiesieren (Nekrose = Gewebetod).

57. Welcher Ventrikel ist fast ausschließlich bei einem Myokardinfarkt betroffen?
In den meisten Fällen ist der linke Ventrikel und Septum betroffen.

58. Welche Symptome zeigen sich bei einem Myokardinfarkt?
Retrosternaler Schmerz (**keine** Besserung bei Nitroglyzeringabe)
Todesangst
Ausstrahlung der Schmerzen wie bei Angina pectoris
Schweißausbrüche, Atemnot
Blutdruckabfall
Tachykardie
Erbrechen
Schmerzen im Oberbauch
Fieber zu Beginn
Erhöhte Blutsenkungsgeschwindigkeit sowie Leukozytose

59. Welche Enzyme sind nach einem Herzinfarkt vermehrt nachweisbar?

CPK = Kreatin-Phospho-Kinase (bereits nach 3 Std. nachweisbar)
GOT = Glutamat-Oxalacetat-Transaminase
LDH = Lactat-Dehydrogenase
HBDH = Alpha-Hydroxy-Butyrat-Dehydrogenase

60. Welche Komplikationen können nach einem Myokardinfarkt auftreten?
Cerebraler Insult
Herzrhythmusstörungen
Blutdruckabfall
Schock

61. Was versteht man unter Cor pulmonale?
Nach der WHO wird Cor pulmonale als Rechtsherzinsuffizienz mit Hypertrophie oder Dilatation des rechten Ventrikels als Folge von Lungenfunktions-, Lungenstruktur- oder Lungenzirkulationsstörung definiert.

62. Was bedeutet ein akutes Cor pulmonale?
Akutes Cor pulmonale ist gleichbedeutend mit Lungenembolie. Dies bedeutet Verschluß einer Lungenarterie durch einen Embolus.

63. Nennen Sie Ursachen für ein akutes Cor pulmonale!
Erkrankungen der Lunge, welche zu einer aktiven pulmonalen Hypertension führen
Längere Bettruhe (z. B. auch nach Operationen)
Rechtsherzinsuffizienz
Varikosis
Karzinome

64. Woraus entstehen akute Cor polumonale?
Die meisten aller venösen Embolien kommen aus dem unteren Venenbereich (Beine, Becken). Hier werden die tiefen Beinvenen bevorzugt für das Entstehen von Thrombosen, welche dann zur Embolie führt.

65. Nennen Sie die Leitsymptome der akuten Lungenembolie!
Akute Luftnot
Zyanose

Tachykardie
Schmerzen (plötzlich heftiger Thoraxschmerz)
Hypotonie
Schocksymptomatik

66. Welche Erkrankungen sind differentialdiagnostisch von einer Lungenembolie abzugrenzen?
Herzinfarkt (Schmerz ist atmungsabhängig)
Pneumonie (Fieber, eitriges Sputum)

67. Welche Komplikationen können nach einer Lungenembolie auftreten?
Sehr häufig kommt es zu einer Pleuritis. Aber auch Pneumonien und Abszesse können folgen.

68. Was versteht man unter einem chronischen Cor pulmonale?
Es handelt sich hierbei um eine kompensierte oder dekompensierte (mit Dilatation) Rechtsherzhypertrophie, welche durch Lungenerkrankungen entstanden ist.

69. Um welche Störung handelt es sich bei einem atrioventrikulären Block (AV-Block)?
Der AV-Block stellt eine Reizleitungsstörung dar, bei der die Überleitung vom Vorhof auf die Kammer gestört ist.

70. Wann spricht man von Sinustachykardie und wann von Sinusbradykardie?
Der vom Sinusknoten ausgehende Rhythmus heißt Sinusrhythmus. Man spricht von Tachykardie bei einer Herzschlagfrequenz von über 80/min. Eine Frequenz unter 60/min. wird als Sinusbradykardie bezeichnet.

71. Wann spricht man von Vorhofflattern bzw. Vorhofflimmern?
Vorhofflattern = Kontraktion der Vorhofmuskulatur mit einer Frequenz bis zu 300/min.
Vorhofflimmern = Kontrakation der Vorhofmuskulatur mit einer Frequenz über 300/min.

72. Nennen Sie Ursachen für Vorhofflattern und Vorhofflimmern!
Folgen von Mitralklappenfehlern
Allgemeine Myokardschädigung
Koronarsklerotische Prozesse
Myokardinfarkt
Rheumatische Karditis
(Selten auch Hyperthyreose)

73. Wann spricht man von einer Hypertonie?
Wenn andauernde, krankhafte Erhöhung des arteriellen Blutdrucks auf:
90 mmHG diastolisch (altersunabhängig)
140–160 mmHG systolisch (altersabhängig)
vorliegt.

74. Was können Ursachen für das Vorliegen eines Bluthochdruckes (Hypertonie) sein?
Essentielle Hypertonie (etwa 80 % mit unklarer Genese)
Nephrogene Ursachen (z. B. Glomerulonephritis)
Kardiovaskuläre Ursachen (z. B. Aorteninsuffizienz)
Endokrine Ursachen (z. B. Hyperthyreose)
Neurogene Ursachen (z. B. Intoxikation)

75.. Über welche Beschwerden klagen Patienten häufig mit manifestem Bluthochdruck?
Kopfschmerzen
Ohrensausen
Klopfen in Hals- und Kopfbereich
Flimmern der Augen
Schwindel
Nasenbluten
Blutandrang im Kopf

76. Was bezeichnet der Ausdruck „roter Hochdruck"?
Gemeint ist hiermit (nach Volhard) die zu beobachtende ausgeprägte Gesichtsrötung mit leichter Lippenzyanose bei vielen Hypertonikern.

77. Nennen Sie Komplikationen, welche aus einer Hypertonie entstehen können!
Herzinsuffizienz
Herzinfarkt
Apoplexie
Urämie

78. Dürfen Sie als Heilpraktiker die bekannten Rauwolfia-Präparate bei Hypertonie verordnen?
Nein, die Präparate wie z. B. Rauwoplant unterliegen der Rezeptpflicht! (Ausnahme: Homöopathie).

79. Wann spricht man von einer Hypotonie?
Hypotonie = Systolischer Blutdruckwert unter 100 mmHG

80. Welche Symptome zeigt die Hypotonie?
Müdigkeit
Abgeschlagenheit
Kopfschmerzen
Kollapsneigung

81. Nennen Sie Erkrankungen, die zu Kreislaufregulationsstörungen führen können!
Kreislaufstörungen, Störungen im Blutkreislauf, Herzinsuffizienz, Arteriitis, Phlebitis, Thrombose, Embolie, Infarkt, Stauung, vasomotorische Störungen u. a.

82. Was bezeichnet man als arterielle Verschlußkrankheit?
Es handelt sich um einen Verschluß (Obliteration) oder Einengung (Stenose) des Lumens einer Arterie.

83. Wer ist von arteriellen Verschlußkrankheiten am häufigsten betroffen?
Männer sind etwa 3 × so häufig wie Frauen betroffen.

84. Welche Ursachen haben arterielle Verschlußkrankheiten?
Arterosklerotische Gefäßveränderungen (etwa 90 %)

Entzündliche Gefäßwandveränderungen (z. B. Endangitis obliterans)
Verschiedene Ursachen (z. B. Traumen)

85. Was versteht man unter Arteriosklerose?
Hierbei handelt es sich um Veränderungen der Gefäßwand mit Ablagerungen von Lipoiden, Eiweißen und Mineralien. Es kann zur Verdickung, Verhärtung, Elastizitätsverlust, geschwürigen Veränderungen, Gefäßstenosen und lokalen Thrombenbildung kommen.

86. Nennen Sie Risikofaktoren für Arteriosklerose!
Lebensalter (Abnutzung)
Hypertonie
Hyperlipämie
Übermäßige Katecholamine-Ausschüttung (Streß)
Bewegungsmangel und einseitige Ernährung

87. Wo sind Prozesse der Arteriosklerose am häufigsten lokalisiert?
Untere Extremitäten
Aorta- und Beckenbereich
Schultergürtel und Kopfbereich

88. Was versteht man unter Claudicatio intermittens?
Es kommt zu zeitweiligem Hinken, bedingt durch Schmerzen beim Gehen infolge sklerotischer Prozesse (= Intermittierendes Hinken).

89. Welche Symptome können bei Claudicatio intermittens beobachtet werden?
Schmerzen in der Wadenmuskulatur (evtl. auch Oberschenkelmuskulatur)
Ausfall der peripheren Pulse
Kalte Füße
Männer häufig Erektionsschwierigkeiten
Dünne athrophische Haut
Paraesthesien (z. B. Kribbeln)

90. Um welche Erkrankung handelt es sich bei der Endangitis obliterans?

Bei der Endangitis obliterans (M. Winiwarter-Bürger) handelt es sich um eine entzündliche Systemerkrankung der Arterien, mit Symptomen des Belastungs- und Ruheschmerzes, Thrombophlebitis sowie gelegentlicher Nekrose und Ulcerabildung.

91. Was versteht man unter einer arteriellen Embolie?
Arterielle Embolie = Verstopfung einer Arterie durch einen Embolus (Blutpfropfen, welcher mit dem Blutstrom transportiert wurde).

92. Wo werden die Blutpfropfen am häufigsten losgelöst?
Das Herz ist die häufigste Quelle (z. B. Thromben nach Myokardinfarkt).

93. Nennen Sie die Symptome bei einer arteriellen Embolie!
Stärkste Schmerzen
Ischämiesymtomatik (Kälte, Blässe, Gefühlslosigkeit, Funktionseinschränkung)
Nekrosenbildung
Gangrän im weiteren Verlauf

94. Wodurch unterscheidet sich eine Thrombophlebitis von einer Embolie?
Bei einer Thrombophlebitis findet sich erhöhte Hauttemperatur sowie gestaute Venen.

95. Wie ist die Symptomatik einer arteriellen Thrombose?
Sie ähnelt weitgehend der Symptomatik der arteriellen Embolie, wobei die Entwicklung meist langsamer vor sich geht.

96. Was ist eine Phlebothrombose?
Die Phlebothrombose oder tiefe Phlebothrombitis ist eine Venenerkrankung infolge einer Blutgerinnung in den tiefen Venen. Sie kann zur chronisch venösen Insuffizienz sowie auch zur tödlichen Lungenembolie führen. Die Phlebothrombose zeigt sich durch Wadenkrämpfe, Pulssteigerung sowie erhöhter Temperatur.

97. Nennen Sie Ursachen für eine Phlebothrombose!
Strömungsverlangsamung des venösen Blutes

Gefäßwandschädigung
Gerinnungsförderung

98. Was sind Antikoagulantien?
Es handelt sich um Präparate, welche durch ihre gerinnungshemmenden Substanzen (z. B. Heparin) eine fortschreitende Thrombosebildung verhindern können.

99. Was versteht man unter postthrombotischem Syndrom?
Das postthrombotische Syndrom ist eine chronisch-venöse Insuffizienz bei Zustand nach Thrombophlebitis.

100. Wie sind die Symptome bei postthrombotischen Syndromen?
Schmerzen und Schweregefühl in den Beinen (bes. im Stehen)
Ödeme im Bereich der Knöchel und Unterschenkel
Nächtliche Wadenkrämpfe
Bläuliche Verfärbung der Füße
Prallgefüllte Venen
Braune Pigmentbildung

101. Welche Ursachen kennen Sie für das Entstehen eines postthrombotischen Syndroms?
Venenklappeninsuffizienz
Mechanische Behinderung des venösen Rückstroms

102. Welche therapeutische Empfehlung geben Sie als Heilpraktiker einem Patienten bei postthrombotischem Syndrom?
Stützstrümpfe
Kompressionsverbände
Beinhochlagerung
Gehen zur Betätigung der Muskulatur

103. Ein Patient kommt zu Ihnen und klagt über „müde Beine“, Schweregefühl, Stechen und Schmerzen in den unteren Gliedmaßen (vor allem Unterschenkel), Anschwellen der Beine im Laufe des Tages sowie nächtliche Wadenkrämpfe. Woran denken Sie?
Variköser Symptomenkomplex.

weiter S. 138

3. Pathologie der Atmungsorgane

1. Was versteht man unter einer restriktiven- und obstruktiven Ventilationsstörung?
   Eine restriktive Ventilationsstörung entsteht durch einen Elastizitätsverlust der Lungen, Pleura oder des Thorax (z. B. Pleuraschwarten). Es wird bei dieser Ventilation sowohl die Ein- als auch die Ausatmung eingeengt.
   Bei der obstruktiven Ventilationsstörung kommt es zu Atemstörungen bei der Ausatmung infolge Verengung des Bronchiallumens (z. B. Asthma bronchiale).

2. Welche lokale Aufteilungen gibt es bei akuten respiratorischen Infekten?
   a) Entzündung der oberen Luftwege (z. B. Rhinitis)
   b) Entzündung der mittleren Luftwege (z. B. Laryngitis)
   c) Entzündung der unteren Luftwege (Bronchitis)

3. Nennen Sie die wichtigsten Erreger für die sogenannten Erkältungskrankheiten!
   Die Viren sind die wichtigsten Erreger (z. B. Myxoviren, Picornaviren, Reo-Viren).

4. Welche Komplikationen können nach einem grippalen Infekt auftreten?
   Pneumonien, chronische Bronchitis sowie bakterielle Superinfektionen.

5. Welche Formen der Tonsillitis sind Ihnen bekannt?
   Angina lacunaris = Tonsillitis mit großflächigen Belägen
   Angina catarrhalis = Rötung und Schwellung
   Angina follicularis = kleine gelbe Stippchen auf geröteten sowie geschwollenen Tonsillen
   Angina membranacea = festhaftende Beläge über den gesamten Mandeln (**Verdacht auf Diphterie!**)
   Angina necroticans = Entzündlich-geschwüriger Zerfall des Mandelgewebes (z. B. bei Angina Plaut-Vincent)

6. Welche Symptome zeigt eine akute Bronchitis?
   Unter dem Brustbein wundes Gefühl
   Husten
   Auswurf (zu Beginn zäh-glasig, später schleimig-eitrig)

7. Welche Komplikationen können aus einer akuten Bronchitis entstehen?
   Bronchopneumonie
   Bronchiolitis (besonders bei Säuglingen und Kleinkindern)
   Peribronchitis
   Übergang in chronische Form
   Emphysem
   Cor pulmonale

8. Ab wann spricht man von einer chronischen Bronchitis?
   Wenn Husten und Auswurf über mindestens insgesamt 3 Monate innerhalb von 2 aufeinanderfolgenden Jahren auftritt, spricht man von chronischer Bronchitis (WHO).

9. Nennen Sie Ursachen für chronische Entzündungen im Bronchialsystem (Bronchitis)!
   Naßkaltes Klima
   Umwelteinflüsse (Staub u. a.)
   Tabakrauch
   Allergie
   Chronische kardiale Stauungen

10. Nennen Sie Symptome einer chronischen Bronchitis!
    Husten und Auswurf
    Sputum evtl. eitrig
    Obstruktion
    Emphysem
    Belastungsdyspnoe
    Respiratorische Schwäche
    Cor pulmonale

11. Was versteht man unter Asthma bronchiale?
    Bei anfallsweise auftretender Atemnot (durch eine reversible Einen-

gung der Atemwege durch eine allergisch-hyperergische Sensibilisierung der Bronchien) spricht man von Asthma bronchiale.

12. Wie heißen die drei bekannten Ursachen für das Entstehen des Asthma bronchiale?
    a) Disposition
    b) Allergene
    c) Psychische Faktoren

13. Wie tritt das Asthma bronchiale in Erscheinung?
    Anfallsartige Atemnot (erschwerte Ausatmung)
    Angst und Unruhe
    Keuchende Expiration
    Pulsfrequenz erhöht

14. Was können Sie bei der Auskultation/Perkussion feststellen?
    Auskultation: Giemen, Pfeifen, Brummen und Rasselgeräusche
    Perkussion: Hypersonorer Klopfschall, tiefstehendes Zwerchfell

15. Kommt es während oder nach einem Asthma Anfall zur Harnflut?
    Im Anfall kommt es zur Wasserretention, nach dem Anfall Harnflut.

16. Welche Komplikationen können bei fortbestehendem Asthma bronchiale auftreten?
    Emphysen, Cor pulmonale sowie der schwerwiegende „Status asthmaticus".

17. Was versteht man unter Lungenemphysem?
    Nach der Weltgesundheitsorganisation versteht man unter einem Lungenemphysem eine **irreversible** Erweiterung der distal der Bronchioli befindlichen Lufträume.

18. Durch welche vorangehenden Erkrankungen kann es zu einem Emphysem kommen?
    Altersbedingte Atrophie
    Bronchiolitis
    Asthma bronchiale (häufig)
    Chronische Bronchitis (häufig)

19. Was fällt Ihnen bei der Inspektion eines Emphysematikers auf?
Faßthorax
Rundrücken
Zyanose
Uhrglasnägel

20. Was können Sie durch Perkussion/Auskultation bei einem Emphysem feststellen?
Perkussion: Hypersonorer Klopfschall, Zwerchfelltiefstand
Auskultation: Durch Luftdämpfung kommt es zu leisen Herztönen
Leise Atemgeräusche
Trockene Rasselgeräusche

21. Was ist die wichtigste diagnostische Untersuchung zur Objektivierung eines Emphysems?
Die Lungenfunktionsprüfung.

22. Was wird als Pneumonie bezeichnet?
Bei Entzündung des Lungenparenchyms spricht man von einer Pneumonie.

23. Wodurch können primäre Pneumonien hervorgerufen werden?
Bakterien (z. B. Pneumokokken)
Aktinomyzeten
Rikettsien (z. B. Q-Fieber)
Viren (z. B. Influenza)
Pilze (z. B. Soor)
Parasiten (z. B. Toxoplasmose)

24. Welche zwei Arten von Pneumonien sind zu unterscheiden?
a) Bakterielle Pneumonie (= lobäre Pneumokokkenpneumonie)
b) Atypische Pneumonie

25. Nennen Sie die klassischen Symptome der bakteriellen Pneumonie!
Beginn mit Schüttelfrost, hochrotem Gesicht, stechende Schmerzen im Thorax, Nasenflügelatmen, Temperatur konstant bei 39–40° C etwa 7 Tage, Husten (zu Beginn trocken, dann Auswurf), Atemnot, erhöhte Pulsfrequenz.

26. Was können Sie bei der Perkussion eines an Pneumonie erkrankten Patienten feststellen?
Dämpfung sowie ein verstärkter Stimmfremitus.

27. Wie sieht das Sputum bei der bakteriellen Pneumonie aus?
Es ist ab dem 2. Tag rostfarben.

28. Bei der Urinuntersuchung eines fiebernden Patienten finden sich zahlreiche Zylinder. Woran denken Sie?
Pneumonie-Verdacht!

29. Was machen Sie als Heilpraktiker bei dem Verdacht auf bakterielle Pneumonie?
Sie werden den Patienten an einen Arzt übergeben.

30. Was wird als atypische Pneumonie bezeichnet?
Alle nicht-bakteriellen Pneumonien sind atypische Pneumonien.

31. Wie zeigt sich eine atypische Pneumonie?
Fieber (**kein** Schüttelfrost)
Kopfschmerzen
Müdigkeit
Trockener Reizhusten
kein oder nur wenig Auswurf

32. Wann spricht man von einer Lungenembolie?
Bei Verstopfung einer Lungenarterie durch einen Embolus wird von Lungenembolie gesprochen.

33. Was ist Voraussetzung für das Zustandekommen einer Lungenembolie?
Voraussetzung ist eine Thrombose (meist lokalisiert in den Bein- oder Beckenvenen).

34. Was sind die Leitsymptome bei einer Lungenembolie?
Schlagartig einsetzende Dyspnoe
Beklemmungs- und Angstgefühl
Pleuraschmerz (verstärkt bei Einatmung)

35. Wodurch kann ein Lungenabszeß entstehen?
Ursachen können sein:
Im Anschluß oder im Verlauf einer Pneumonie
Lungeninfarkt
Sepsis
Fremdkörper
Aspiration

36. Wie kann sich ein Lungenabszeß bemerkbar machen?
Plötzliche Entleerung großer Mengen eitrigen Sputums.

37. Was ist die häufigste Ursache eines Bronchialkarzinoms?
Wesentliche Ursachen sind Inhalationskarzinogene (z. B. Zigaretten). Das Bronchialkarzinom ist der häufigste Tumor des Mannes.

38. Nennen Sie die Frühzeichen bei Bronchialkarzinom!
Trockener Reizhusten
Schwäche
Dyspnoe
Druckgefühl im Bereich des Thorax

39. Was sind die Spätzeichen bei Bronchialkarzinom?
Fieber
Quälender Husten
Hämorrhagisches Sputum
Gewichtsverlust
Dyspnoe
Anämie
Heiserkeit
Ausstrahlende Schmerzen zwischen den Schulterblättern

40. Wo finden sich häufig Metastasen bei Bronchialkarzinom?
Fernmetastasen finden sich vorzugsweise in Leber, Skelettsystem und Zentralnervensystem.

41. Was wird als respiratorische Insuffizienz bezeichnet?
Liegt eine Unfähigkeit vor, das erforderliche Atemvolumen zu ventilieren, dann spricht man von respiratorischer Insuffizienz.

42. Was versteht man unter Sarkoidose?
Die Sarkoidose oder Morbus Boeck ist eine granulomatöse Systemerkrankung. Bevorzugt befallende Organe sind:
Lymphknoten
Lungen
Haut
Augen
Knochen
Nervensystem

43. Welche Symptome finden sich bei Morbus Boeck?
Meist symptomarm. Gelegentlich Erythema nodosum sowie fieberhafte Gelenkbeschwerden.

44. Wann spricht man von einem Spontanpneumothorax?
Wenn spontan Luft in den Pleuraraum einströmt, spricht man von einem Spontanpneumothorax.

45. Wie zeigt sich ein Spontanpneumothorax?
Schlagartig auftretende stechende Thoraxschmerzen (ausstrahlend in die Schulter); Atemnot; trockener Reizhusten; Dyspnoe.

46. Wann spricht man von einem Ventilpneumothorax?
Wenn bei jedem Atemzug Luft einströmt, nicht aber bei der Ausatmung zurück gelangt.

47. Welche Formen der Pleuritis (Brustfellentzündung) sind zu unterscheiden?
a) Pleuritis sicca
b) Pleuritis exsudativa
c) Pleuraempyem (eitrige Pleuritis)

48. Was ist das Leitsymptom einer Pleuritis?
Der atemabhängige Schmerz charakterisiert eine Pleuritis. Außerdem subfebrile Temperaturen.

49. Was ist bei der Auskultation einer Pleuritis sicca festzustellen?
Auskultatorisch findet sich das bekannte Pleurareiben oder Lederknarren.

50. Was kann sich im weiteren Verlauf einer Pleuritis sicca entwickeln?
Die Pleuritis sicca ist meist Vorläufer einer Pleuritis exsudativa (Tbc-Verdacht!).

51. Nennen Sie Symptome einer Pleuritis exsudativa!
Reizhusten
Oberflächliche beschleunigte Atmung
Stechender Brustschmerz geht durch zunehmenden Erguß **zurück**
Dyspnoe
Fieber (kann aber auch fehlen)

52. Was können Sie bei der Perkussion und Auskultation einer Pleuritis exsudativa feststellen?
Perkussion: Dämpfung
Auskultation: Abgeschwächte Atemgeräusche

53. Wann spricht man von Exsudat und wann von Transsudat?
Exsudat = durch Entzündung bedingter Austritt von Flüssigkeit und Zellen aus den Gefäßen
Transsudat = Nicht entzündliche Ergüsse in Körperhöhlen

54. Was ist ein Pleuraemphyem?
Ein Pleuraemphyem ist eine Komplikation einer Pleuritis exsudativa durch Einwanderung von Leukozyten. Das Exsudat wird trüb.

55. Ein 66jähriger Patient sucht Sie in Ihrer Praxis auf. Er klagt über morgendliche „maulvolle" Expektoration. Außerdem leide er an chronischen Husten sowie eitrigen Geschmack im Hals. Bei der Inspektion fallen Ihnen die bekannten Trommelschlegelfinger auf. Woran denken Sie?
Bronchiektasen

56. Was sind Bronchiektasen?
Bei den Bronchiektasen handelt es sich um irreversible Erweiterungen der Bronchialäste.

57. Was findet sich bei der Auskulation sowie bei der Sputumuntersuchung?

Auskultation: Grobblasige Rasselgeräusche
Sputum: Dreischichtigkeit (Schaum, Schleim, Eiter)

58. Welche weiteren Untersuchungen sind bei Verdacht auf Bronchiektasen durchzuführen?
Röntgenaufnahmen
Bronchoskopie
Bronchographie
Laboruntersuchungen

4. Pathologie des Verdauungsapparates

1. Welche Formen der Erkrankungen von Verdauungsorganen kennen Sie?
Entzündliche Erkrankungen
Allergische Erkrankungen
Durch Toxine hervorgerufene Erkrankungen (z. B. an Leber, Pankreas, Schleimhäute u. a.)
Verdauungsstörungen
Resorptionsstörungen
Geschwüre und Divertikel
Blutungen und Wanddurchbrüche
Tumoren
Infektionen

2. Was versteht man unter einer Ösophagitis?
Die Ösophagitis ist eine Entzündung der Speiseröhre, welche meist durch Reflux von Magensaft entsteht. (Symptome sind: Erbrechen, Anämie, rezidivierende Aspirationspneumonie)

3. Wodurch entstehen Ösophagusvarizen (= Erweiterungen der Venen der Speiseröhre)?
Sie entstehen durch einen Pfortaderhochdruck (meist bei Leberzirrhose).

4. Nennen Sie das Leitsymptom bei Ösophagusvarizen!
Schwallartiges Erbrechen von hellrotem Blut.

5. Was versteht man unter einer Achalasie?
Bei einer Störung der Öffnungsfunktion des distalen Ösophagus (Kardia) spricht man von Achalasie.

6. Wie kann sich eine Achalasie bemerkbar machen?
Dysphagie (= Schluckbeschwerden)
Retrosternale Schmerzen
Völlegefühl

7. Welche Erkrankung ist auf jeden Fall bei Dysphagie (Schluckbeschwerden) auszuschließen?
Ösophaguskarzinom.

8. Wie kann sich ein Ösophaguskarzinom bemerkbar machen?
Dysphagie
Mundgeruch (Foetor)
Sodbrennen
Speichelfluß (evtl. blutig)

9. Was ist eine Hiatushernie?
Hernie = Vortreten von Eingeweideteilen in eine abnorme Ausstülpung des Peritoneums.
Die Hiatushernie stellt einen Bruch des Hiatus oesophageus dar. Es ist die häufigste Form der Zwerchfellhernien.

10. Kennen Sie auch noch andere Hernien?
Leistenhernie (Hernia inguinalis)
Schenkelhernie (Hernia femoralis)
Nabelhernie (Hernia umbilicalis)
Narbenhernie (Hernia cicatricea)
Intraabdominelle Hernien

11. Wie bezeichnet man eine Entzündung des Magens, insbesondere seiner Schleimhäute?
Man spricht von Gastritis.

12. Durch welche Symptome kann sich eine akute Gastritis bemerkbar machen?
Appetitlosigkeit

Pappigen Geschmack
Aufstoßen
Leichter Druckschmerz in der Magengegend (Verstärkung durch Nahrungsaufnahme)

13. Welche zwei Arten von Geschwürsbildungen sind im Magen-Darm-Kanal zu unterscheiden?
    a) Ulcus ventriculi
    b) Ulcus duodeni

14. Wodurch können Magen- oder Zwölffingerdarmgeschwüre entstehen?
    Begünstigende Faktoren für das Entstehen der Ulcusleiden sind:
    Asthenischer Typ
    Vagotoniker
    Psychische Spannungs- und Konfliktsituationen
    Hepatitis
    Verbrennungen
    Exogene Toxine (z. B. übermäßiger Medikamentengebrauch wie Antirheumatica, Corticosteroide u. a.)

15. Wann treten Magenschmerzen bei Ulcuserkranungen verstärkt auf?
    Ulcus ventriculi = Sofortschmerz nach Nahrungsaufnahme
    Ulcus duodeni = Spätschmerz (nachts, gegen Morgen) mit Besserung nach Nahrungsaufnahme

16. Welche anderen Erkrankungen sind von Ulcusleiden abzugrenzen?
    Abzugrenzen sind Gastritis, Magenkarzinom, Cholelithiasis.

17. Welche Komplikationen können bei Ulcus ventriculi und Ulcus duodeni auftreten?
    Ein Ulcus ventriculi kann maligne entarten, das Ulcus duodeni entartet so gut wie nie. Beide Ulcusleiden können aber perforieren (durchbrechen), penetrieren (durchdringen), bluten oder stenosieren.

18. Eine 54jährige Patientin kommt in Ihre Praxis und klagt seit längerer Zeit über Appetitmangel. Es besteht ein Widerwille gegen Fleisch. Die Patientin berichtet, daß sie es schon immer „mit dem Magen hat-

te". Bei der Palpation findet sich ein Druckgefühl im Oberbauch. Welche Erkrankung sollten sie ausschließen?
Magenkarzinom.

19. Was kann eine Stuhluntersuchung **bei einem Magenkarzinom** aussagen?
Häufig findet sich bei einem Magenkarzinom okkultes Blut im Stuhl. Dann immer Verdacht auf Magen-Ca.

20. Welche weitere diagnostischen Untersuchungen schließen bei Verdacht auf Magenkarzinom an?
Röntgen-Aufnahmen
Gastroskopie
Biopsie
Zytologie

21. Nennen Sie die Symptome bei einem Magenkarzinom!
Appetitmangel
Widerwillen gegen Fleisch
Druckgefühl im Oberbauch
Gewichtsverlust
Blässe
Anämie
Beschleunigte BSG
Evtl. Erbrechen

22. Was versteht man unter Maldigestion und Malabsorption?
Maldigestion = Ungenügende Aufspaltung durch Galle und Pankreasenzyme im Darmlumen (gestörte Verdauung).
Malabsorption = Ungenügende Aufspaltung der Peptide in Aminosäuren und Disaccharide in Monosaccharide (Transportstörung in der Darmmukosa)

23. Welche Erscheinungen können sich bei Maldigestion und Malabsorption zeigen?
Diarrhoe
Steatorrhoe (fettreiche Stühle)
Meteorismus und Leibschmerzen
Gewichtsverlust

Anämie
Rachitis (Vitamin-D-Mangel)
Tetanie (Kalzium-Mangel)

24. Bei der Blutuntersuchung eines Patienten findet sich eine auffällige Eosinophilie. An welche Erkrankung sollten Sie auch denken?
Wurmkrankheit.

25. Nennen Sie Eingeweidewürmer!
Bandwürmer
Spulwürmer (Ascariden)
Madenwürmer (Oxyuren)

26. Wie nennt man eine Entzündung des Appendix vermiformis?
Appendizitis.

27. Wie kann eine Appendizitis in Erscheinung treten?
Zu Beginn diffuse, ziehende Schmerzen
Später krampfartige Schmerzen (Beginn im Epigastrium und dann Ausstrahlung in den rechten Unterbauch)
Unruhezustände
Schweißausbrüche
Appetitlosigkeit
Übelkeit
Erbrechen
Stuhl und evtl. Windverhaltung
Evtl. Fieber (kann aber fehlen)

28. Nennen Sie die palpatorischen Druckpunkte, welche bei Verdacht auf Appendizitis in Betracht kommen!
Mc Burney Punkt: 1/3 von spina iliaca ant. sup. zum Nabel
Lanz Punkt: Etwa 1/3 von rechts spina iliaca ant. sup. nach links

29. Was ist das Blumberg-Zeichen?
Nach langsamen Eindrücken der Bauchdecke (gegenüberliegende Seite) und plötzlichem Loslassen kommt es zu dem bekannten Erschütterungsschmerz (Loslaßschmerz).

30. Welche weitere Untersuchung wird von Ihnen bei Verdacht auf Appendizitis obligatorisch durchgeführt?
Die rektale Untersuchung. Es findet sich ein Schmerz bei Palpation vom Darm her.

31. Wie wird von Patienten mit Appendizitis ein Nachlassen der Schmerzen herbeigeführt?
Das rechte Bein wird angezogen und gebeugt. Dadurch kommt es zum Nachlassen der Schmerzen.

32. Welche Veränderungen können sich bei Appendizitis im Blut nachweisen lassen?
Es kann zur Leukozytose und erhöhter Blutkörperchensenkungsgeschwindigkeit (BSG) kommen. (Normale Laborwerte sprechen aber nicht gegen eine Appendizitis!)

33. Nennen sie eine wesentliche Komplikation, welche bei unbehandelter (Operation!) Appendizitis auftreten kann!
Es kann zu einer dramatischen Perforation kommen, wenn nicht rechtzeitig der Patient operiert wird.

34. Handelt es sich bei der Diarrhoe um eine Erkrankung?
Nein, Diarrhoe bedeutet häufig Entleerung von dünnflüssigen Stühlen infolge beschleunigter Darmpassage (= Durchfall). Es ist somit ein Symptom für verschiedenartige Erkrankungen.

35. Nennen Sie Erkrankungen, bei denen Durchfälle häufig auftreten!
Infektionserkrankungen (z. B. Cholera, Typhus, Ruhr)
Intoxikationen (z. B. Nahrungsmittelvergiftung)
Parasitenbefall (z. B. Askariden)
Dyspepsie
Morbus Crohn
Colitis Ulcerosa
Allergische Erkrankungen
Medikamentenabusus (z. B. Digitalis-Überdosierung)
Psychische Erkrankungen
Hyperthyreose (M. Basedow)
Karzinome (z. B. Rektumkarzinom)

36. Welche Faktoren begünstigen eine Obstipation?
Einseitige Ernährung (zu wenig schlackenreiche Kost)
Bewegungsmangel
Schlaffes Kolon
Fieberhafte Zustände mit Bettruhe
Tumoren
Darmverwachsungen
Hämorrhoiden und Fissuren
Psychische Faktoren
Gestörter Defäkationsreflex

37. Was bedeutet Roemheld-Symptomenkomplex?
Es kommt infolge eines Zwerchfellhochstandes (durch geblähten Magen oder Därme) zur Verschiebung des Herzens nach oben rechts.

38. Was versteht man unter einer Divertikulose/Divertikulitis?
Divertikulose = Vermehrtes Auftreten von Divertikeln (Ausstülpungen), welche etwa haselnußgroß sind und besonders im Sigmoid vorhanden sein können
Divertikulitis = Entzündung eines Divertikels (entstehend aus einer Divertikulose)

39. Was bedeutet Ileus?
Ileus = Darmverschluß

40. Welche Formen von Ileus (Darmverschluß) sind zu unterscheiden?
a) Mechanischer Ileus (z. B. Verschluß durch Fremdkörper)
b) Funktioneller Ileus
 - Paralyse (z. B. nach Wirbelfraktur)
 - Spasmus (z. B. Intoxikation)

41. Nennen Sie die Leitsymptome bei mechanischen und funktionellen Ileus!
Mechanischer Ileus: Schmerzen
Erbrechen
Meteorismus
Funktioneller Ileus: Fehlende Darmgeräusche
Meteorismus

Stuhl- und Windverhaltung
Erbrechen

42. Was versteht man unter einem irritablen Colon?
Colon irritable oder reizbares, spastisches Colon ist ein Begriff, welcher funktionelle Anomalien des Dickdarms im weitesten Sinne beschreibt!

43. Welche Symptome können bei einem Colon irritable in Erscheinung treten?
Starke Spastik des Dickdarms
Tonuserhöhung mit häufig knochenharter Kolonresistenz
Blähbauch
Meteorismus
Kolik
Diffuse oder lokalisierte Schmerzen

44. Welche Tumorerkrankungen können im Bereich des Darmes auftreten?
Gutartige Tumore (z. B. Schleimhautpolypen)
Darmkarzinome (insbesondere Colonkarzinome)

45. Bei Vorhandensein welcher Beschwerden sollten sie an Darmkrebs denken?
Schleichender Beginn der geklagten Beschwerden
Wechsel von Durchfall und Obstipation
Blutbeimengungen im Stuhl
Blutig-schleimige bleistiftdünne Stühle

46. Welche Untersuchungen müssen sich bei Verdacht auf Colonkarzinom obligatorisch anschließen?
Digitale Rektumaustastung
Endoskopie
Röntgenaufnahmen (mit Kontrastmitteleinlauf)

47. Wodurch wird von Therapeuten ein Darmkrebs verkannt?
Durch die irrtümliche Verwechslung mit einem Hämorrhoidalleiden kann ein Darmkrebs verkannt werden. Darmbeschwerden mit Blutabgängen können bei beiden Erkrankungen vorhanden sein.

48. Welche zwei Formen von Hämorrhoidalleiden sind zu unterscheiden?
   a) Innere Hämorrhoiden
   b) Äußere Hämorrhoiden (machen selten Beschwerden!)

   Bei beiden Formen kommt es zur Erweiterung der analen Blutgefäße.

49. Wie wird eine Entzündung der Leber bezeichnet?
   Hepatitis

50. Wodurch kann es zu einer Hepatitiserkrankung kommen?
   a) Infektion
   b) Toxische Ursache (z. B. Arzneimittel, Alkohol)

51. Welche Einteilung von Virushepatitis-Erkrankungen kennen Sie?
   a) Infektiöse Hepatitis = Hepatitis A
   b) Serumhepatitis = Hepatitis B
   c) Hepatitis Non A – Non B

52. Nennen Sie Erkrankungen, bei denen eine Begleithepatitis auftreten kann!
   Brucellose
   Leptospirose (Morbus Weil)
   Malaria
   Gelbfieber
   Toxoplasmose
   Q-Fieber
   Salmonellen
   Mononucleosis infectiosa (Pfeiffersches Drüsenfieber)
   Morbus Hodgkin

53. Welche Verlaufsformen der Virushepatitis kennen Sie?
   a) Akuter Verlauf
   b) Chronischer Verlauf
      – nicht aggressive Verlaufsform
      – nicht aggressive persistierende Verlaufsform
      – aktive aggressive Verlaufsform

54. Nennen Sie die Inkubationszeiten für Hepatitis A, B und Non A Non B!
Hepatitis A: 15–45 Tage
Hepatitis B: 40–180 Tage
Hepatitis Non A Non B: 14–140 Tage

55. Welchen Infektionsweg nehmen Hepatitis A, B und Non A Non B?
Hepatitis A: fäkal-oral (**selten** parenteral)
Hepatitis B: menschliches Blut, **parenterale** Übertragung (oral auch möglich)
Hepatitis Non A Non B evtl. wie Hepatitis B

56. Bei welcher Virushepatitis-Erkrankung ist eine spätere Dauerausscheidung möglich?
Hepatitis B.

57. Bei welcher Virushepatitis-Erkrankung besteht **keine** chronische Tendenz im weiteren Verlauf?
Hepatitis A.

58. Durch welche Erscheinungen kann sich eine Hepatitis-Infektion ankündigen?
Prodromi für einige Tage
Appetitlosigkeit
Übelkeit
Widerwillen gegen Alkohol, Nikotin und Fett
Durchfall und Verstopfung
Leistungsminderung, Müdigkeit
Schmerzen im rechten Oberbauch
Gelenkschmerzen/Muskelschmerzen
Juckreiz der Haut

59. Welche Veränderungen finden sich bei der Inspektion des Stuhls und Urins bei einer Hepatitis?
Heller Stuhl
Dunkler Urin

60. Was sind die ersten Anzeichen für das Auftreten eines Ikterus?
Es findet sich Gelbfärbung im Bereich der Konjunktiven.

61. Welche Veränderungen können sich bei Palpation eines Hepatitiserkrankten zeigen?
Schwellung von Leber und Milz.

62. Nennen Sie wichtige Laborwerte, welche durch Anstieg für eine Hepatitis-Erkrankung sprechen!
GPT
GOT
Gamma-GT
Bilirubin im Serum
Eisen
Blutsenkungsgeschwindigkeit
Antikörpernachweis

63. Wie kann sich ein Leberabszeß (z. B. bei Ruhr, Typhus u. a.) bemerkbar machen?
Schüttelfrost
Intermittierendes Fieber
Übelkeit/Erbrechen
Leber- und evtl. Milzvergrößerung (Splenomegalie)
Evtl. Ikterus
Peritoneale Reizzeichen (Schmerzen)
Anämie

64. Was wird als Leberzirrhose bezeichnet?
Bei der Leberzirrhose handelt es sich um eine allmähliche Zerstörung des normalen Leberaufbaus. Dieser chronische Prozeß führt im weiteren Verlauf zu einer Verhärtung und Verkleinerung der Leber (Beginn mit Parenchymnekrose).

65. Welche Symptome können auf das Vorliegen einer Leberzirrhose hinweisen?
Müdigkeit/Abgeschlagenheit
Gewichtsverlust
Appetitlosigkeit
Meteorismus
Pfortaderhochdruck mit Zeichen der Ödemneigung und Aszites
Leibschmerzen
Ikterus

Verlust von Libido
Bluterbrechen
Klassische Zeichen sind:
Sternnävi oder Spider naevi = sternförmige Gefäßerweiterung
Gynäkomastie = weibl. Brustbildung
Leberschrumpfung
Palmarerythem
Splenomegalie
Hodenatrhophie
Lacklippen
Caput medusae = Medusenhaut
Abdominalglatze
Nagelveränderungen

66. Welche Krankheitsursachen kommen bei Leberzirrhose in Betracht?
Virushepatitis
Cholestase (Abflußstörung der Gallenflüssigkeit) = Biliäre Leberzirrhose
Alkoholabusus
Andere Ursachen (z. B. immunologische Prozesse)

67. Welche Stadieneinteilung bei Leberzirrhose ist möglich?
a) Beginnende Zirrhose
b) Kompensierte Zirrhose
c) Dekompensierte Zirrhose

68. Welche Komplikationen können bei fortschreitender Leberzirrhose auftreten?
Pfortaderhochdruck (= portale Hypertension)
Ösophagusvarizenblutung (kann zum Tode führen!)
Hirnorganische Schädigungen
Leberkoma
Hepatorenales Syndrom = terminales Nierenversagen im Endstadium

69. Welche Tumoren metastasieren am häufigsten in die Leber?
Magen, Lunge, Colon (beim Mann)
Mamma, Colon, Magen, Uterus (bei der Frau)

70. Was bezeichnet man als portale Hypertension?
Eine portale Hypertension stellt einen Hochdruck im Pfortadergebiet infolge einer Stauung dar.

71. Wie kann sich ein Pfortaderhochdruck klinisch zeigen?
Caput medusa (sichtbare Kollateralen an der Bauchhaut)
Ösophagusvarizen
Hämorrhoiden
Splenomegalie
Aszites

72. Nennen Sie das Leitsymptom bei akuter Pankreatitis (Entzündung der Bauchspeicheldrüse)!
Plötzlich, schlagartig einsetzender Schmerz im Oberbauch (in der Mitte diffus) linksbetont. Vorwiegende Ausstrahlung in den Rücken.

72. Wodurch kann es zu einer akuten Pankreatitis kommen?
Infektion (z. B. Mumps)
Sekundärerkrankung infolge Gallenwegsentzündungen
Nach voluminösen Mahlzeiten
Noxen (z. B. Alkohol)
Medikamentenabusus
Autoimmunerkrankung

73. Welche weiteren Symptome (zu den schlagartig einsetzenden Oberbauchschmerzen) können sich bei einer akuten Pankreatitis zeigen?
Übelkeit/Erbrechen
Fieber
Evtl. Ileus
Ikterus
Aszites
Pleuraerguß
Evtl. Schock

74. Nennen Sie das Leitsymptom bei einer chronischen Pankreatitis!
Wiederkehrende Schmerzen im Bereich des Oberbauches. Es findet sich ein dumpfer Dauerschmerz, welcher gürtelförmig ausstrahlt. **Keine** Koliken!

75. Was ist die häufigste Ursache für chronische Pankreatitis?
Alkoholismus.

76. Welche Erkrankung ist unbedingt von einer chronischen Pankreatitis abzugrenzen?
Das Pankreaskarzinom

77. Welche Formen von Pankreaskarzinomen sind zu unterscheiden?
Das Pankreas**kopf**-Karzinom ist der häufigste Tumor der Bauchspeicheldrüse. Seltener findet sich ein Pankreas**schwanz**-Karzinom (meist symptomlos, daher wesentlich unangenehmer!).

78. Welche Erscheinungen können auf ein Pankreaskarzinom Hinweis geben?
Ikterus
Schmerzen (dumpfer Oberbauchschmerz)

79. Da das Pankreaskarzinom einer der schwierigsten zu diagnostizierenden Malignome ist, sind weitere wichtige diagnostische Methoden angezeigt. Welche weiteren Untersuchungen sind bei Verdacht auf Pankreaskarzinom indiziert?
Laboruntersuchung (Alpha-Amylase im Serum und Urin, Lipase, Transaminasenwerte, BSG, kleines Blutbild, Eisen)
Röntgenaufnahmen
Computer-Tomographie
Sonographie
Duodenoskopie
Szintigraphie

80. Welche Faktoren disponieren zu Erkrankungen im Bereich der Gallenblase/Gallenwege?
Adipositas, Diabetes mellitus, Hypertonie, Hypercholesterinämie, Entzündungen im Bereich der Gallenwege. (Verhältnis Frauen zu Männer = 2:1)

79. Wie nennt man die Steinbildung in der Gallenflüssigkeit sowie deren Ablagerung in Gallenblase und Gallenwegen?
Cholelithiasis.

80. Wodurch kann es zur Gallensteinbildung kommen?
Entzündungen
Metabolische Störungen (erhöhte Bilirubinkonzentration, Phosphatiden und Cholesterin, dabei Verminderung der Gallensäuren)
Stase (= Bewegungsstörung)

81. Welche Arten von Gallensteinen sind diagnostisch zu unterscheiden?
Cholesterinsteine
Bilirubinsteine
Kalksteine

82. Wie kann sich ein Gallensteinleiden bemerkbar machen?
Die meisten Steinträger haben keine Beschwerden. Erst bei Verschlußikterus, Perforation, Gallenblasenentzündung oder Gallenwegsentzündung treten die typischen Kolikschmerzen auf. Es finden sich dann heftigste Schmerzen im rechten Oberbauch. Diese strahlen den rechten Rippenbogen entlang bis in den Rücken. Häufig geben die Patienten an, vorher eine fettreiche Mahlzeit eingenommen zu haben.

83. Was bezeichnet man als Murphy-Zeichen?
Bei der Palpation kommt es zur Auslösung eines kolikartigen Schmerzes bei Druck auf die Gallenblase.

84. Welche Komplikationen können bei Cholelithiasis auftreten?
Cholangitis (Entzündung der Gallenwege)
Cholezystitis (Entzündung der Gallenblase)
Pankreatitis
Gallenblasenkarzinom
Leberabszeß
Portale Hypertension mit deren Folgen

85. Wodurch kann es zur Entzündung der Gallenwege (Cholangitis) kommen?
Bakterielle Infektion (z. B. E. coli)
Immunologische Defekte
Autoaggressionsvorgänge
Prädisponierende Noxen sind:

Konkremente
Tumoren
Parasiten (z. B. Würmer)

86. Nennen Sie die Symptome bei akuter bakterieller Cholangitis?
Charkotsche Trias
1. Schmerzen im Abdomen (evtl. Kolik)
2. Fieber (zu Beginn Schüttelfrost)
3. Ikterus

Außerdem findet sich eine geschwollene Leber, welche druck- und klopfschmerzhaft sein kann.

87. Welche Laborwerte sprechen für eine akute Cholangitis?
Erhöhung von:
Alkalische Phosphate
Gamma-GT
GOT
GPT
BSG
Leukozytose
sowie Urobilinogen im Urin

88. Welche wichtige andere Erkrankung kann ähnliche Symptome zeigen und ist somit differentialdiagnostisch abzugrenzen?
Hepatitis.

89. Was versteht man unter Ikterus?
Ikterus = Gelbfärbung von Haut, Skleren und Schleimhäuten infolge von Bilirubinablagerung im Gewebe (Serumbilirubin liegt meist über 2 mg/dl).

90. Welche Grundeinteilung der Ikterusformen kennen Sie?
Prähepatischer Ikterus (hämolytischer Ikterus)
Intraphepatischer Ikterus (Parenchym Ikterus)
Posthepatischer Ikterus (Verschluß Ikterus)

91. Durch welche Infektionskrankheiten kann es zu einem hämolytischen Ikterus kommen?

Malaria
Sepsis

92. Wodurch kann es zu einem Pseudoikterus kommen?
Exzessiver Karottengenuß
Medikamente (z. B. Pikrinsäure)

93. Wie nennt man eine Entzündung der Gallenblase?
Cholecystitis.

94. Was ist die häufigste Ursache für das Entstehen einer Cholecystitis?
Eine Cholecystitis entsteht in den meisten Fällen durch einen Verschluß des Ductus cysticus durch einen Stein.

95. Welche Faktoren disponieren zum Entstehen einer Cholecystitis?
Alter (über dem 60. Lebensjahr)
Weiblich (Frauen zu Männer = 2:1)
Psychischer Streß
Adipositas
Diabetes mellitus
Fehlernährung

96. Wie zeigt sich eine akute Cholecystitis?
Heftige Schmerzen (wie Gallenkolik) meist im rechten Oberbauch
Ausstrahlend in die rechte Schulter
Übelkeit
Erbrechen
Fieber (evtl. Schüttelfrost und Kontinua)

97. Welche Beschwerden können Hinweis auf das Vorliegen einer chronischen Cholecystitis sein?
Aufstoßen
Völlegefühl
Blähungen
Schmerzattacken
Unverträglichkeit fettreicher Speisen
Druckempfindlichkeit der Leber

98. Welche schwerwiegende Komplikation kann aus einer Cholecystitis entstehen?
Es kann zu einer Perforation kommen, aus welcher sich eine Peritonitis entwickeln kann.

99. Was versteht man unter einer Peritonitis?
Peritonitis = Entzündung des Bauchfells

100. Wodurch kann es zur Entstehung einer Peritonitis kommen?
Infektion (z. B. Staphylokokken)
Aseptische Peritonitis (z. B. Gallensekretreizung)

101. Nennen Sie die **typischen** Symptome bei Peritonitis!
Bretthanter Bauch
Erhöhter Puls
Blutdruckabfall
Singultus
Schonatmung
Brechreiz
Fieber

102. Welche Komplikationen können bei Peritonitis auftreten?
Abszesse (z. B. Douglas-Abszeß)
Akutes Abdomen
Aszites

5. Pathologie der Nieren und ableitenden Harnwege

1. Erklären Sie folgende Begriffe: Exsikkose, Dehydratation, Proteinurie, Dysurie, Harninkontinenz und Enuresis!
Exsikkose = Flüssigkeitsmangel des Organismus
Dehydratation = Wasserentzug aus den Körpergeweben
Proteinurie = Patholog. Eiweißausscheidung von über 150 mg/ 24 Std.
Dysurie = Schmerzen beim Wasserlassen
Harninkontinenz = Unwillkürliches schmerzloses Harnträufeln
Enuresis = Einnässen nach dem Alter von 3 Jahren

2. Wie wird eine bakterielle Besiedlung des Harntraktes bezeichnet?
   Harnwegsinfekt

3. Durch welche Erreger kann es zu Harnwegsinfekten kommen?
   E. coli
   Enterokokken
   Proteus
   Aerobacter aerogenes
   Staphylococcus aureus
   u. a.

4. Welchen Weg nehmen die Erreger bei einer Harnwegsinfektion?
   Meist ist der Infektionsweg aufsteigend zur Niere (aszendierend). Aber auch eine Ausbreitung von den Nieren absteigend ist hämatogen und lymphogen möglich (deszendierend).

5. Was sind die typischen Symptome beim Vorliegen einer Zystitis (Blasenkatarrh, Blasenentzündung)?
   Harndrang
   Pollakisurie
   Dysurie
   Hämaturie

6. Was wird als Pyelonephritis bezeichnet?
   Eine Pyeloonephritis ist eine herdförmige bakterielle Nierenentzündung mit Beteiligung des Nierenbeckens.

7. Nennen Sie die typischen Symptome bei einer akuten Pyelonephritis!
   Plötzlich Schüttelfrost
   Hohes remittierendes Fieber
   Rückenschmerzen (evtl. in den Bauch ausstrahlend)
   Abgeschlagenheit
   Dysurie
   Pollakisurie
   Strangurie sowie **klopfempfindliche Nierenlager**

8. Welche labordiagnostischen Zeichen sprechen für eine akute Pyelonephritis?
   Bakteriurie

Leukozyturie
Erhöhung der Blutkörperchensenkungsgeschwindigkeit
Leukozytose
Proteinurie

9. Welche Komplikationen können aus akuter Pyelonephritis entstehen?
Chronische Pyelonephritis
Prostatitis
Epididymitis (Entzündung des Nebenhodens)

10. Wann kann von einer chronischen Pyelonephritis gesprochen werden?
Wenn Entzündungszeichen über mindestens 3 Monate sowie Nierenfunktionseinschränkungen vorliegen, kann von einer chronischen Pyelonephritis gesprochen werden.

11. Welche Beschwerden können den Verdacht auf eine chronische Pyelonephritis lenken?
Abnorme Müdigkeit
Leistungsminderung
Kopfschmerzen
Rückenschmerzen

12. Von welchen anderen Erkrankungen muß eine Pyelonephritis differentialdiagnostisch abgerenzt werden?
Urethritis (Entzündung der Harnröhre)
Zystitis
Prostatitis

13. Definieren Sie den Begriff Glomerulonephritis!
Bei der Glomerulonephritis handelt es sich um eine nicht eitrige, häufig diffus und doppelseitig entstehende Entzündung der Nieren mit ausgeprägtem Befall der Glomerula.

14. Welche Patientengruppe wird am häufigsten von einer akuten Glomerulonephritis befallen?
Kinder und Jugendliche
Aber auch Erwachsene (Männer zu Frauen = 2 : 1)

15. Welche Erkrankungen gehen einer akuten Glomerulonephritis in den meisten Fällen voraus?
In den meisten Fällen geht eine Infektion der oberen Atemwege voraus (z. B. Pharyngitis, Sinusitis). Die Erreger sind meist Beta-hämolytische Streptokokken (aber auch Pneumo- und andere Kokken). Nach 1–2 Wochen Beschwerdefreiheit kommt es dann zu einer erneuten Verschlechterung.

16. Wie kann sich eine akute Glomerulonephritis ankündigen?
Meist 1–2 Wochen nach einer Infektion (oberer Respirationstrakt) kommt es zu Beschwerden wie:
Abgeschlagenheit
Fieber
Kopfschmerzen
Dyspnoe
Geschwollene Augenlider

17. Nennen Sie die Leitsymptome bei akuter Glomerulonephritis!
Ödeme
Hochdruck
Erythrozyturie
Proteinurie

18. Was kann Ihnen bei einer Inspektion des Urins eines Patienten mit akuter Glomerulonephritis auffallen?
Häufig ist der Urin kaffeesatzartig oder fleischwasserfarben!

19. Welche Komplikationen können bei akuter Glomerulonephritis auftreten?
Lungenödem
Chronische Glomerulonephritis
Herzinsuffizienz
Urämie

20. Welche Therapie ist bei akuter Glomerulonephritis angezeigt?
Antibiotika-Therapie (insbes. Penicillin).

21. Wodurch kann es zu einer chronischen Glomerulonephritis kommen?

Nicht ausgeheilte akute Glomerulonephritis
Autoimmunerkrankung (bisher aber nicht beweisbar!)

22. Welche Symptome können den Verdacht auf Blasensteine lenken?
Schmerzen
Pollakisurie
Hämaturie
Miktionsstörungen
Pyurie (Eiterbeimischung zum Harn)

23. Was bezeichnet der Begriff Hydronephrose (Wassersackniere)?
Beschrieben wird hier eine Erweiterung des Nierenbeckens und der Nierenkelche. Bei akutem Verschluß des Nierenbeckens kann es zur Symptomatik einer Nierenkolik kommen.

24. Wie bezeichnet man die Steinbildung in den Harnwegen?
Nephrolithiasis.

25. In welche Typen können die Nierensteine eingeteilt werden?
Calciumoxalat- oder Calciumphosphat-Steine (am häufigsten)
Uratsteine
Zystinsteine

26. Was ist das Leitsymptom bei Nephrolithiasis?
Hämaturie (Miko- oder Makrohämaturie)
Bei Reizung durch den Stein kommt es zur Nierenkolik

27. Welche Komplikationen können bei Nephrolithiasis auftreten?
Übelkeit/Erbrechen
Harndrang
Pyelonephritis
Infektionen

28. Welche Steine lassen sich ohne Kontrastmittel im Röntgenbild erkennen?
Calciumsteine.

29. Welche andere Nierenerkrankung ist unbedingt von einer Nephrolithiasis diagnostisch abzugrenzen?
Nierentumoren sind auszuschließen.

30. Durch welche Symptome kann der Verdacht auf Vorliegen eines Nierentumors gelenkt werden?
Schmerzen (evtl. Koliken)
Subfebrile Temperaturen
Knochenschmerzen
Gewichtsverlust
Müdigkeit
Evtl. Lymphknotenschwellungen (Hals)

31. In welche Organe metastasieren häufig Nierentumore?
Lungen
Knochen
Leber
Lymphknoten

32. Wie bezeichnet man eine plötzlich fehlende Harnabsonderung (= Anurie)?
Akutes Nierenversagen.

33. Nennen Sie Frühsymptome bei akutem Nierenversagen!
Müdigkeit
Durst
Gewichtsverlust
Somnolenz (Bewußtseinsstörungen)

34. Was ist das Leitsymptom bei akutem Nierenversagen?
Versiegen der Harnsekretion sowie Anstieg der harnpflichtigen Substanzen im Serum (**sofortige** Krankenhauseinweisung).

35. Nennen Sie die harnpflichtigen Substanzen!
Harnstoff
Harnsäure
Kreatin
Kreatinin

36. Durch welche Erkrankung kann es im weiteren Verlauf zur chronischen Niereninsuffizienz (mit evtl. anschließender Urämie = Harnvergiftung) kommen?
Obstruktionen
Infektionen
Glomerulonephritis
Nephrosklerose
Karzinome
u. a.

37. Was ist das führende Frühzeichen bei chronischer Niereninsuffizienz?
Abnorme Ermüdbarkeit/Mattigkeit.

38. Was sind Elektrolyte?
Elektrolyte sind Verbindungen (Säuren, Basen, Salze), welche in wäßriger Lösung in geladene Teilchen (= Ionen) zerfallen. Sie sind für den Ablauf vitaler Vorgänge unerläßlich.

39. Wodurch können Störungen im Elektrolythaushalt auftreten?
Bilanzstörungen (Veränderte Zufuhr oder Ausscheidung)
Verteilungsstörungen (Veränderte physiologische Verteilung)
Regulationsstörungen

40. Nennen Sie wichtige Elektrolyte im Serum!
Kalium = K
Natrium = NA
Kalzium = Ca

41. Wodurch kann es zu einer Hypokaliämie kommen?
Kaliumverluste (Diurese, Leberzirrhose)
Laxantienabusus

42. Bei welcher Erkrankung kommt es zur Hyperkaliämie?
Niereninsuffizienz.

43. Durch welche Erkrankungen können Azidosen (Senkung des pH-Wertes unter 7,38) auftreten?
Metabolische Azidosen bei: Diabetes mellitus, Hungerzustände und

Niereninsuffizienz
Respiratorische Azidosen bei: Beeinträchtigung der Atmung (z. B. Morphium, Narkotika u. a.), Enzephalititis, erhöhter Hirndruck

44. Wodurch kann es zu einer Alkalose kommen?
Metabolische Alkalosen bei: Erbrechen (Säureverlust)
Respiratorische Alkalosen bei: Hyperventilationssyndrom, Fieber

6. Pathologie Bewegungssystem/ Rheumatischer Formenkreis

1. Was bezeichnet man als rheumatischen Formenkreis (Rheumatismus)?
Es handelt sich hierbei nicht um eine eigenständige Krankheit, sondern um einen Sammelbegriff für verschiedenartige Erkrankungen des Bewegungsapparates (Knochen, Knorpel, Muskeln, Bindegewebe).

2. Was bezeichnet man als akute Polyarthritis (Rheumatisches Fieber)?
Hierbei handelt es sich um eine hyperergische Reaktion auf eine Infektion mit Beta-hämolytischen Streptokokken, welche meist von den Tonsillen ausgeht (in der Regel 1–4 Wochen vor Manifestation der Erkrankung). Neben den Gelenkentzündungen tritt beim rheumatischen Fieber häufig eine Karditis auf, aber auch andere Organe können durch den Krankheitsprozeß befallen werden.

3. Wer erkrankt an rheumatoider Arthritis am häufigsten?
Fast 80 % der Erkrankten sind Frauen. Meist beginnt die Erkrankung im 4. Lebensjahrzehnt.

4. Was bezeichnet man als Weichteilrheumatismus?
Als Weichteilrheumatismus oder extraarticulärer Rheumatismus werden Erkrankungen zusammengefaßt, welche sich in den extraarticulären Anteilen des Bewegungsapparates manifestieren (Unterhautzellgewebe, Muskeln, Fascien, Sehnen, Sehnenscheiden, Schleimbeutel, Nerven).

5. Was versteht man unter Spondylarthritis ankylopoetica (Morbus Bechterew)?
Es handelt sich hierbei um eine entzündlich-rheumatische Erkrankung, welche vorwiegend jüngere Männer befällt. Betroffen ist vor allem das Iliosacralgelenk und die Wirbelsäule mit der Tendenz zur Ossifikation der Bandscheiben und kleineren Wirbelgelenke. Es kommt im weiteren Verlauf der Erkrankung zur Verkalkung, Versteifung und Verkrümmung der Wirbelsäule.

6. Was bedeutet Arthrose?
Unter Arthrose versteht man degenerative Gelenkerkrankungen mit Zerstörung der Knorpel, Deformierung von Knochen sowie Fehlstellung der gelenkigen Knochenanteile. Als Folge kommt es zu reaktiven Knochenwucherungen, Einschränkung der Bewegung sowie Schmerzen.

7. Was versteht man unter einer Osteoporose?
Osteoporose = Mangel an Knochengewebe infolge unzureichender Bildung von Knochengrundsubstanz.

8. Welche Symptome können auf eine Osteoporose hinweisen?
Leichte bis schwere Rückenschmerzen
Kreuzschmerzen (evtl. auch Brustkorb)
Schmerzen auch im Sitzen und Liegen (rheumaähnliche Schmerzen)
Knochenbrüchigkeit

9. Was versteht man unter Osteosklerose?
Osteosklerose = Verdichtung des spongiösen Knochens mit Verdikkung der Kortikalis

10. Was bezeichnet man als Osteomalazie?
Bei der Osteomalazie liegt eine Mineralisationsstörung der organischen Knochenmatrix vor. Es kommt im weiteren Verlauf der Erkrankung zur Weichheit und Verbiegungstendenz der Knochen. Die Osteomalazie entspricht der Rachitis am erwachsenen Skelett.

11. Welche Beschwerden können den Verdacht auf einen Bandscheibenvorfall (Bandscheibenprolaps) lenken?
Leichte bis heftigste Schmerzen im Bereich der Wirbelsäule

(Zunahme der Beschwerden durch Niesen, Husten, Pressen!)
Ausstrahlung der Schmerzen im Bereich der irritierten Segmente
Bewegungseinschränkung
Sensible Störungen (Par- und Hyperästhesien)
Evtl. motorische Ausfallerscheinungen (Lähmungen)
(Wichtig ist das Lasègue-Zeichen)

12. Was versteht man unter Osteodysthrophia deformans (Paget-Krankheit)?
Es handelt sich um eine lokalisierte, bisweilen sehr ausgedehnte monostotische oder polyostotische Skeletterkrankung. Es kommt in den befallenen Bezirken zu einem erhöhten Knochenumbau mit starker Verdickung und Verkrümmung der Ober- und Unterschenkelknochen, sowie Verdickung des Schädels (= Leontiasis cranii).

13. Welche Karzinome metastasieren am häufigsten in Knochen?
Mammakarzinom
Prostatakarzinom
Bronchialkarzinom
Hypernephroides Karzinom

14. Was versteht man unter Ewing-Sarkom?
Es handelt sich hierbei um metastasierende Knochentumoren, insbesondere bei Jugendlichen, welche zu Spontanfrakturen führen können.

15. Welche klinische Unterscheidung von Knochenbrüchen (Frakturen) ist möglich?
a) Einfache Fraktur (ohne Hautverletzung = geschlossene Fraktur)
b) Komplizierte Fraktur (mit Durchtrennung der Weichteile, sowie Durchbohrung der Haut = offener Bruch)

Pathologie des Blut- und Lymphsystems

1. Was versteht man unter Anämie?
Unter einer Anämie versteht man einen Mangel an Erythrozyten, Hämoglobin oder an beidem.

2. Welche Verlaufsformen von Anämien sind Ihnen bekannt?
   Akute Anämie
   Chronische Anämie

3. Welche Arten von Anämien sind Ihnen bekannt?
   Blutungsanämien
   Mangelanämien (z. B. Eisen, Vitamin B 12 u. a.)
   Hämolytische Anämien
   Symtomatische Anämien
   Aplastische Anämien

4. Bei welchen zwei Arten von Anämien spricht man von hyperchrome bzw. hypochrome Anämie?
   Hyperchrome Anämien = Färbeindex über 1,0 = Perniziöse Anämien
   Hypochrome Anämien = Färbeindex unter 1,0 = Eisenmangelanämien

5. Wodurch kann eine Eisenmangelanämie entstehen?
   a) Verringerte Zufuhr (selten!)
   b) Ungenügende Resorption
   c) Mangelhafte Ausnutzung
   d) Verluste von Eisen (häufig!)

6. Welche Symptome können den Verdacht auf eine Eisenmangelanämie lenken?
   Müdigkeit/Abgeschlagenheit
   Vertigo (Schwindel)
   Kopfschmerzen
   Belastungsdyspnoe
   Blässe
   Mundwinkelrhagaden
   Haarausfall
   Brüchige Fingernägel

7. Nennen Sie die Ursache für perniziöse Anämie!
   Ursache für die perniziöse Anämie ist eine Magenerkrankung (fehlen des Instrinsic-Faktor).

8. Was sind die wichtigsten Symptome der perniziösen Anämie?
Blaßgelbes Hautkolorit
Abgeschlagenheit
Atemnot
Zungenbrennen
Ameisenlaufen (Paraesthesien)
Gewichtsabnahme
Durchfälle
Herzklopfen (Herzinsuffizienz)

9. Welche andere Anämieform muß von der perniziösen Anämie differentialdiagnostisch abgegrenzt werden?
Folsäuremangelanämie.

10. Was passiert mit den Erythrozyten bei hämolytischer Anämie?
Die Lebensdauer der Erythrozyten ist bei der hämolytischen Anämie verkürzt, da sie schneller abgebaut werden.

11. Welche zwei wichtigen Formen der hämolytischen Anämien kennen Sie?
a) Erworbene hämolytische Anämie (z. B. bei Malaria, Sepsis u. a.)
b) Erbliche hämolytische Anämie (z. B. Kugelzellanämie)

12. Nennen Sie Ursachen für eine symtomatische Anämie!
Vergiftungen (z. B. Medikamentenabusus)
Infektionserkrankungen (z. B. Typhus, Tuberkulose)
Parasiten (z. B. Würmer)
Geschwülste (z. B. Karzinome)

13. Was versteht man unter Polyzythämie?
Polyzythämie = pathologische Vermehrung der Erythrozyten (bei der Frau über 5,5 Mill. und beim Mann über 6 Mill./ccm)

14. Welche Ursachen für pathologische Vermehrungen der Erythrozyten sind Ihnen bekannt?
Polycythaemia vera (bösartige Vermehrung der Erythrozyten)
Sauerstoffmangelzustände (z. B. bei einigen Herzfehlern oder bei Aufenthalt in großen Höhen)
Medikamenteneinnahme (z. B. Kortikosteroide)

15. Erklären Sie folgende Begriffe: Leukozytose, Leukopenie, Leukämie, Lymphozytose und Monozytose!
Leukozytose = Vermehrung der Leukozyten über 9000/ccm (bei den meisten infektiösen Prozessen, welche mit einer lokalisierten Entzündung auftreten)
Leukopenie = Pathologische Verminderung der Leukozyten unter 5000/ccm (z. B. Typhus abdominalis, Masern, Leberzirrhose u. a.)
Leukämie = Bösartige Vermehrung bestimmter Leukozytenarten bis über 100 000/ccm (Vergleichbar mit Krebsentartung)
Lymphozytose = Vermehrung der Lymphozyten im peripheren Blut (z. B. bei subakuten oder chronischen Infekten wie Tuberkulose. Aber auch bei manchen Viruserkrankungen)
Monozytose = Vermehrung der Monozyten (z. B. Mononucleosis infectiosa = Pfeiffersches Drüsenfieber)

16. Wie können Leukämien (oder Leukosen) nach ihrem klinischen Verlauf eingeteilt werden?
a) Akute Leukämie
b) Chronische Leukämie

17. Wie können die Leukämien nach ihrer Form (Struktur) eingeteilt werden?
Myeloische Leukämien
Lymphatische Leukämien

18. In welchem Lebensalter treten bevorzugt akute Leukämien und chronische myeloische Leukämien auf?
Akute Leukämien treten bevorzugt im Kindesalter auf.
Chronisch myeloische Leukämien bevorzugt im mittleren Erwachsenenalter.

19. Wie sind die Symptome bei akuter lymphatischer Leukämie und akuter myeloischer Leukämie?
Bei beiden Formen beginnt aus voller Gesundheit heraus das schwere Krankheitsgeschehen mit:
Akutem Fieber
Müdigkeit/Abgeschlagenheit
Hämorrhagien
Infekte infolge Immunschwäche

Sepsis
Lymphknotenschwellungen
Milz- und Leberschwellung
Petechiale Blutungen punktförmige Haut- + Schleimhautblutg.
Knochenschmerzen

20. Was ist das wesentliche Unterscheidungsmerkmal im Blutbild zwischen akuten/chronischen Leukosen?
Bei der akuten Leukämie finden sich neben wenigen reifen Formen viele unreife Zellelemente. Die Zwischenformen fehlen ganz **(= Hiatus leucaemicus!).**

21. Wie ist die Lebenserwartung bei unbehandelter akuter Leukämie?
Sie beträgt nur wenige Wochen.

22. Durch welche Patientenbeschwerden kann der Verdacht auf das Vorliegen einer chronisch myeloischen Leukämie gelenkt werden? 9
Müdigkeit/Abgeschlagenheit
Leichtes Fieber
Schweißausbrüche
Knochenschmerzen
Milz- und Leberschwellung
Gewichtsabnahme
Infektionsneigung
Kopfschmerzen
Blasse Haut

23. Wie sind die Symptome bei der häufigsten Leukämieform in Europa, der chronisch lymphatischen Leukämie? 6
Müdigkeit/Abgeschlagenheit
Schwäche
Lymphknotenschwellungen
Milzschwellung
Veränderungen an der Haut (z. B. Pruritus, Zoster u. a.)
Evtl. Verschlußikterus

24. Was versteht man unter hämorrhagischer Diathese?
Man versteht darunter einen Krankheitszustand, welcher durch Blutungsneigung gekennzeichnet ist. Man unterscheidet Blutgerinnungs-

störungen (Koagulopathien) von Gefäßwandschädigungen (vaskuläre Purpura).

25. Wie bezeichnet man die Bluterkrankheit?
Man spricht von der primären hämorrhagischen Diathese oder Hämophilie.

26. Wodurch kommt es zur Hämophilie?
Es liegt ein erblicher Defekt des Gerinnungssystems vor. Charakterisiert ist dies durch den Mangel von Faktor VIII (Hämophilie A) oder Faktor IX (Hämophilie B).

27. Welche Personen erkranken ausschließlich an Hämophilie?
Nur Männer erkranken an Hämophilie. Frauen sind Träger der Erbanlagen.

28. Was sind Lymphome?
Es handelt sich dabei um Tumore, welche vom lymphatischen Gewebe ausgehen.

29. Wie werden die Lymphome eingeteilt?
a) Lymphogranulomatose (Morbus Hodgkin)
b) Non-Hodgkin-Lymphome

30. Nennen Sie Symptome, die für eine Lymphogranulomatose sprechen!
Lymphknotenschwellung (insbesondere im Bereich des Halses)
Fieber
Pruritus (Hautjucken)
Husten
Gewichtsverlust
Nachtschweiß
Schmerzzunahme nach Alkoholgenuß **(wichtig).**

31. Was ist die Sarkoidose für eine Erkrankung?
Sarkoidose oder Morbus Boeck ist eine granulomatöse Systemerkrankung. Es kommt dabei zum Auftreten nicht verkäsender Tuberkel insbesondere von Lymphknoten, Lungen, Haut und anderen Organen.

Endokrinopathien

1. Was versteht man unter Endokrinopathien?
   Endokrinopathien = Krankheitsbilder, bei denen hormonelle Störungen primär im Vordergrund stehen.

2. Was versteht man unter Diabetes insipidus?
   Bei Diabetes insipidus kommt es infolge einer Zerstörung des Hypophysenhinterlappens (z. B. nach Operation, Schädelhirntrauma, Hirntumoren u. a.) zur ungenügenden Adiuretinausscheidung. Dabei kommt es **nicht** zur Rückresorption von Wasser in den Nierentubuli mit der Folge einer vermehrten Diurese (Wasserausscheidung). Man spricht dann von Diabetes insipidus.

3. Nennen Sie die Leitsymptome bei Diabetes insipidus!
   Polydipsie (= Viel trinken)
   Polyurie (= krankhafte Vermehrung der Harnmenge bis zu 20 Liter/Tag)

4. Zu welcher Erscheinung kommt es bei Hypophysenvorderlappeninsuffizienz während der Wachstumsperiode?
   Hypophysärer Zwergwuchs

5. Wann spricht man von Gigantismus und wann von Akromegalie?
   Gigantismus (Riesenwuchs) = bei Überfunktion der eosinophilen Zellen des Hypophysenvorderlappens **vor** Abschluß des Wachstums (vermehrte Bildung von STH)
   Akromegalie = Vergrößerung der Akren (Finger, Zehen usw.) bei vermehrter STH-Bildung **nach** Abschluß des Wachstumsprozesses

6. Welches Krankheitsbild entsteht durch Mangel an Schilddrüsenhormonen?
   Hypothyreose (Schilddrüsenunterfunktion)

7. Welche Symptome treten bei einem Menschen mit Hypothyreose in Erscheinung?
   Müdigkeit
   Schlappheit
   Kältetoleranz

Myxödem (teigig-geschwollenes Gesicht)
Heiserkeit
Obstipation
Trockene und auffallend struppige Haare
Blutzucker- und Blutdruckerniedrigung
Libidoverlust

8. Wie nennt man das Krankheitsbild bei angeborener Entwicklungsstörung durch Hypothyreose?
Kretinismus (mit den Symptomen der Kleinwüchsigkeit, Intelligenzstörungen, Struma u. a.)

9. Welche Komplikationen können im weiteren Verlauf einer Hypothyreose auftreten?
Herzrhythmusstörungen (evtl. Kammerflimmern)
Hypothyreotes Koma

10. Wie nennt man eine Überfunktion der Schilddrüse?
Hyperthyreose

11. Über welche subjektiven Beschwerden kann ein Patient mit Hyperthyreose klagen? 14
Gewichtsverlust
Unruhe
Zittrigkeit
Schlafstörungen
Unverträglichkeit von Wärme
Haarausfall
Ödeme
Fieber
Durchfall und/oder Verstopfung
Muskelschmerzen
Herzklopfen
Atemnot
Heißhunger
Pruritus (Hautjucken)

12. Welche objektiven Befunde können von Ihnen als Therapeut eventuell bei Hyperthyreose erbracht werden? 9

Struma
Warme, feuchte Haut
Tachykardie
Große Blutdruckamplitude
Lidödem
Exophthalmus
Abmagerung
Flüssige Stühle
Pigmentation

13. Was versteht man unter der Merseburger Trias?
Klassische Symptome bei Hyperthyreose:
Exophthalmus
Struma
Tachykardie

14. Was bezeichnet man als thyreotoxische Krise?
Es handelt sich hierbei um eine lebensbedrohliche Notfallsituation infolge einer Hyperthyreose. Gekennzeichnet ist die thyreotoxische Krise durch Tachykardie (evtl. Vorhof- und Kammerflimmern), Fieber bis 41° C ohne Hinweis auf Infektion, Schwitzen (bis zur Exsikkose), Übelkeit, Erbrechen, Durchfälle, Angstzustände, Unruhe, Verwirrtheit. (Sofortige Krankenhauseinweisung ist angezeigt!)

15. Wie heißen Medikamente, die die Schilddrüsenfunktion hemmen?
Thyreostatika

16. In welchen Gebieten besteht ein besonders starker Jodmangel der Luft?
Insbesondere findet sich in Gebirgsgegenden enormer Jodmangel der Luft.

17. Welche Erkrankungen sind differentialdiagnostisch von der Hyperthyreose abzugrenzen?
Thyreoiditis (= Schilddrüsenentzündung mit schmerzhaften Einschmelzungen)
Schilddrüsentumore (schnelles Wachstum sowie Unverschieblichkeit der Haut über dem Schilddrüsenknoten)

18. Wie nennt man eine Schilddrüsenvergrößerung, die nicht durch Über- oder Unterfunktion, Entzündung oder malignen Tumoren entstanden ist?
Struma

19. Was ist die Hauptursache für das Auftreten eines Struma?
In den meisten Fällen liegt ein Jodmangel zu Grunde.

20. Welche Beschwerden kann ein Struma verursachen?
Kloßgefühl im Hals
Schluckbeschwerden
Atembeschwerden
Inspiratorischer Stridor

21. Woran sollten Sie unbedingt bei primär geklagten Schluckbeschwerden denken?
Kehlkopf-Ca.
Speiseröhren-Tu.
und andere Tumoren

22. Wie bezeichnet man eine Überfunktion der Nebenschilddrüsen?
Hyperparathyreoidismus

23. Welche Krankheitserscheinungen können bei Hyperparathyreoidismus auftreten?
Die **Knochenentkalkung** kann häufig zu **Frakturen** führen
Kalkablagerungen in den Nieren (dadurch **Urolithiaisis**)
Polyurie
Polydipsie
Serumkalzium erhöht (dadurch Herabsetzung der Erregbarkeit von Nerven und Muskeln)

24. Was versteht man unter Hypoparathyreoidismus?
Hypoparathyreoidismus = Verminderte Produktion von Parathormon (z. B. nach Schädigung der Epithelkörperchen)

25. Zu welchen Erscheinungen führt eine verminderte Parathormon-Produktion?

Hypokalzämie (dadurch Steigerung der neuromuskulären Erregbarkeit)
Tetanie

26. Welche zwei Formen von tetanischen Zuständen sind zu unterscheiden?
Latente Tetanie
Tetanischer Anfall

27. Welche Erscheinungen können im tetanischen Anfall auftreten? 5
„Ameisenlaufen" in den Fingern
Taubheitsgefühl in Zehen und Kaumuskulatur
Karpopedalspasmen (Schmerzhafte Krämpfe in den Händen und Füßen)
Kehlkopfkrämpfe
Benommenheit (evtl. Bewußtlosigkeit)

28. Unter welchen Symptomen kann sich das klimakterische Syndrom zeigen? 5
Hitzewellen
Vertigo f. (Schwindel)
Herzstechen/Herzklopfen
Angst- und Depressionszustände
Trophische Störungen

29. Wie bezeichnet man eine Unterfunktion der Nebennierenrinde?
Nebennierenrindeninsuffizienz oder Addison-Krankheit.

30. Welche drei Hormongruppen werden von den Nebennierenrinden gebildet? 3
Glukokortikoide (Cortisol)
Mineralkortikoide (Aldosteron)
Androgene (Adrenosteron)

31. Nennen Sie wesentliche Erscheinungen bei Nebennierenrindeninsuffizienz! 6
Abgeschlagenheit/Müdigkeit
Kraftlosigkeit
Pigmentierung der Haut und Schleimhäute

Gewichtsabnahme
Hypotonie
Übelkeit/Erbrechen

32. Welche Komplikation kann aus einer Nebennierenrindeninsuffizienz entstehen?
Addison-Krise

33. Wie bezeichnet man eine Nebennierenrindenüberfunktion?
Cushing-Syndrom (oder Hyperkortisolismus)

34. Nennen Sie körperliche Erscheinungen, welche auf ein Cushing-Syndrom Hinweis geben können!
Vollmondgesicht
Stammfettsucht
Büffelhöcker des Nackens
Männlicher Behaarungstyp bei Frauen (= Hirsutismus)
Hypertonie
Diabetes mellitus

35. Was bezeichnet der Begriff „Hypogonadismus“?
Unterentwicklung der Keimdrüsen (Hoden beim Mann, Ovarien bei der Frau).

9. Geschlechtskrankheiten

1. Was versteht man unter einer venerischen Erkrankung?
Venerische Erkrankungen oder Geschlechtskrankheiten sind infektionsbedingte Krankheitszustände, welche vorwiegend durch den Geschlechtsverkehr übertragen werden.

2. Nennen Sie die sogenannten klassischen meldepflichtigen venerischen Erkrankungen!
Syphilis
Tripper
Ulcus molle
Lymphopathia venerea

3. In welchem Gesetz werden diese oben genannten Erkrankungen als klassische venerische Krankheiten bezeichnet?
   Im Gesetz zur Bekämpfung der Geschlechtskrankheiten vom 23. 7. 1953 werden diese vier meldepflichtigen Geschlechtskrankheiten genannt.

4. Von der Weltgesundheitsorganisation (WHO) stammt die Bezeichnung sexually transmitted diseases (deutsch: sexuell übertragbare Krankheiten). Was wird damit gemeint?
   Gemeint sind damit, außer den vier genannten Geschlechtserkrankungen, weitere durch den Sexualkontakt übertragbare Erkrankungen.
   Zu nennen sind hier:
   Trichomoniasis
   Candidamykosen
   Unspezifische Genitalentzündungen (z. B. Vulvovaginitis)
   Virus-Hepatitis
   AIDS

5. Welche Synonyme kennen Sie für die Erkrankung Syphilis?
   Syphilis = Lues, harter Schanker

6. Wie hoch ist die Häufigkeit und Verbreitung der Lues?
   Die Syphilis ist weltweit verbreitet. Zur Zeit rechnet man mit einer Erkrankungsziffer von ca. 18 Millionen Erkrankten in der ganzen Welt.

7. Wie heißt der Erreger der Syphilis?
   Treponema pallidum, spiralförmige Spirochäte.

8. Was bedeutet Treponema?
   Treponema (griech. trepo = drehen, nema = Faden)

9. Was ist die Infektionsquelle der erworbenen Syphilis?
   Die Infektionquelle bei der erworbenen Lues ist der mit Primäraffekten befallene Mensch. Die Übertragung der Erkrankung erfolgt in den meisten Fällen beim Geschlechtsverkehr. In etwa 5 % ist eventuell eine Übertragung durch oralen Kontakt (Trinkgefäße u. a.) möglich.

10. Wie hoch ist die Inkubationszeit bei Lues?
1–3 Wochen (meistens 14 Tage).

11. Beschreiben Sie das Krankheitsbild des harten Schankers!
Man unterteilt die Syphilis in
Frühsyphilis (bis zum 4. Jahr nach der Infektion = Lues I und Lues II)
Symptomfreies Intervall (Lues latens)
Spätsyphilis (Lues III)
Das Primärstadium **(Lues I)** ist charakterisiert durch den Primäraffekt mit regionaler Schwellung der Lymphknoten. Der Primäraffekt ist gekennzeichnet durch ein Ulkus an Präputium oder Klitoris (bzw. an den Labien). Selten finden sich extragenitale Primäraffekte an Lippe, Zunge oder Mamillen. Das Ulcus bildet sich aus einer Papel heraus (schmerzlos) zu dem bekannten Ulcus durum. Nach etwa 6–8 Wochen heilt dieser Primärkomplex meist ab.
Wird die Lues I nicht behandelt, so kommt es etwa nach 2–3 Monaten zur **Lues II**. Durch die Erregerausbreitung im Lymph- und Blutsystem kommt es zur generalisierten Lymphknotenschwellung sowie zunächst zu einem makulösen, dann papulösen Exanthem. Hiervon betroffen sind Haut und Schleimhäute. In diesem Sekundärstadium klagen die Patienten häufig über Kopfschmerzen, Abgeschlagenheit, Fieber sowie Schmerzen in den Gelenken. Nach einem symptomfreien Intervall (Lues latenz) von etwa 10–20 Jahren folgt die Spätsyphilis oder Lues III.
Im Stadium der **Lues III** können alle Organe befallen werden. Bevorzugt befallen wird das ZNS (Lues cerebrospinalis und Tabes dorsalis). Aber auch Befall des Herz-Kreislauf-Systems mit Folge einer Aorteninsuffizenz oder Gefäßaneurysmen mit Skelettbeteiligung kommen vor. Lues III geht dann insgesamt mit Organverstümmelungen (Gummata) sowie Vernarbungen einher.

12. Wie hoch ist die Ansteckungsfähigkeit der Lues einzuschätzen?
Ohne medizinische Behandlung können alle luetischen Haut- und Schleimhautläsionen Spirochäten enthalten. Diese sind dementsprechend als Ansteckungsquelle zu betrachten.

13. Welche andere Erkrankungen müssen differentialdiagnostisch von der Syphilis abgegrenzt werden?

Im Stadium I: andere Geschlechtserkrankungen, bakterielle Infektionen sowie die Herpes-Virusinfektion
Im Stadium II: Exantheme sowie andere Hauterkrankungen
Im Stadium III: andere neurologische Erkrankungen, Tbc, Arthritis, andere cerebrale Prozesse

14. Wie wird der labordiagnostische Nachweis bei Syphilis geführt?
Serologisch:
 1. TPHA-Test (Treponema-pallidum-Hämagglutinations-Test)
 2. TTA-ABS-Test (Fluoreszenz-Treponemen-Antikörper-Absorptions-Test)

15. Hinterläßt eine durchgemachte Syphilis eine Immunität?
Erneute Infektionen sind möglich, da die Syphilis keine Immunität hinterläßt.

16. Welcher anderer Begriff bezeichnet ebenfalls die Gonorrhoe?
Tripper

17. Wie heißt der Krankheitserreger der Gonorrhoe?
Neisseria gonorrhoeae (Gonokokken)

18. Wie erfolgt die Übertragung des Tripper?
Von Mensch zu Mensch (Geschlechtsverkehr) oder durch infiziertes Material (z. B. Toilettensitz)

19. Wie lange ist die Inkubationszeit der Gonorrhoe?
2–5 Tage (möglich aber auch 1–4 Tage)

20. Beschreiben Sie das Krankheitsbild der Gonorrhoe!
Die akute Gonorrhoe tritt als eitrige Schleimhautentzündung auf. Als Leitsymptom kommt es zum Juckreiz in der vorderen Harnröhre oder Vulva. Häufig klagen die Patienten über Brennen beim Urinlassen sowie grünlich-gelber, eitriger Ausfluß.
Beim **Mann** kann sich finden: Urethritis, Prostatitis, Zystitis, Pyelitis sowie Epididymitis
Bei der **Frau** kann sich finden: Vulvo-vaginitis, Urethritis, Zervizitis, Proktitis, Endometritis, Salpingitis sowie evtl. Peritonitis

21. Wie lange besteht eine Ansteckungsfähigkeit bei Gonorrhoe?
Solange Kontakt mit Gonokokken möglich ist, besteht Ansteckungsfähigkeit.

22. Welche andere Erkrankungen müssen differentialdiagnostisch von der Gonorrhoe abgegrenzt werden?
Auszuschließen sind Erkrankungen, welche durch andere Keime hervorgerufen wurden (z. B. E. coli oder Trichomonaden u. a.)

23. Wie erfolgt der diagnostische Erregernachweis im Labor?
Gonokokkennachweis im Ausfluß (aus Harnröhrensekret, Cervix-, Analabstrichen)

24. Welche Komplikationen können bei Gonorrhoe auftreten?
Gonokokkensepsis
Coxarthritis
Mastdarmtripper
Myokarditis

25. Was versteht man unter einer Gonoblennorrhoe?
Bei der Gonoblennorrhoe oder Blennorrhoea neonatorum handelt es sich um eine gonorrhoisch bedingte Bindehautentzündung, welche besonders unter der Geburt erworben wird (gonorrhoische Zervizitis der Mutter). Daher erfolgt bei Neugeborenen die Einträufelung von je 1 Tropfen AgN03-Lösung zum Schutz der Blennorrhoea neonatorum.

26. Besteht eine Immunität nach Gonorrhoe?
Nein. Eine erneute Ansteckung ist immer wieder möglich.

27. Wodurch breitet sich der weiche Schanker (Ulcus molle) aus?
Ausgebreitet wird der weiche Schanker durch Geschlechtsverkehr. In Mitteleuropa ist diese Erkrankung stark zurückgegangen.

28. Wie lange ist die Inkubationszeit bei Ulcus molle?
1–3 Tage.

29. Wie heißt der Krankheitserreger des Ulcus molle?
Haemophilus Ducreyi

30. Beschreiben Sie das Krankheitsbild des weichen Schankers!
Nach Infektion kommt es an den befallenen Haut- oder Schleimhautstellen zu oft mehreren roten Knötchen, die über eine Pustelbildung später zu scharfumrandeten, weichen, eitrigen, schmerzhaften Geschwüren zerfallen. Häufig findet sich eine schmerzhafte Schwellung der Leistenlymphknoten (Bubonen), welche durch die gerötete Haut brechen (schankröser Bubo).

31. Welche anderen Erkrankungen müssen differentialdiagnostisch von Ulcus molle abgegrenzt werden?
Syphilis
Herpes progenitalis
Ulcus vulvæ acutum (bei Frauen)

32. Wie erfolgt der diagnostische Nachweis bei Ulcus molle?
Abstrich aus Geschwürsrand
Autoinokulation (Geschwürseiter wird durch Skarifikation übertragen)

33. Wie wird die seltene 4. Geschlechtskrankheit Lymphogranuloma inguinale auch bezeichnet?
Lymphopathia venerea

34. Wie heißt der Erreger der Lymphogranuloma inguinale?
Donovania granulomatis

35. Wie lange dauert die Inkubationszeit bei Lymphogranuloma inguinale? 8–14 Tage

36. Beschreiben Sie das Krankheitsbild der Lymphopathia venerea!
8 bis 14 Tage nach Auftreten eines schmerzlosen und schnell abklingenden Primäraffektes kommt es zu subakuten und chronischen Erkrankungen im inguinalen anorektalen Gebiet. Es kann im weiteren Verlauf zu schweren Verstümmelungen im Bereich der Geschlechtsteile, Leistenbeuge, Damm sowie Mastdarm kommen.

37. In welchen Gebieten tritt Lymphogranuloma inguinale auf?
Die Infektionskrankheit tritt bevorzugt in warmen Ländern auf.

38. Was versteht man unter AIDS?
AIDS = **A**cquired **I**mmune **D**eficiency **S**yndrome (zu deutsch: Erworbene Abwehr-Schwäche)

39. Durch welchen Virus wird AIDS hervorgerufen?
LAV/HTLV-III Virus

40. Muß es nach einer Ansteckung mit dem AIDS-Virus zwangsläufig zu einer AIDS-Erkrankung kommen?
Nein, nur ca. 5–20 % der Infizierten bekommen AIDS.

41. Wie kann man sich an AIDS anstecken?
Eine Ansteckungsgefahr besteht nur bei intimen Kontakt mit Personen, die sich bereits infiziert haben. Ansteckungsfähiges Virus ist vor allem in Blut und Sperma vorhanden (in geringen Mengen auch in Speichel und Tränen). In den Körper gelangt das Virus durch Verletzungen. Zur Ansteckung kommt es durch Austausch von Körperflüssigkeiten (Geschlechtsverkehr, Rauschgiftsüchtige/Fixer, Akupunkturnadeln u. a.)

42. Wie lange dauert die Inkubationszeit bei AIDS?
Die Inkubationszeit dauert durchschnittlich ½–3 (6) Jahre

43. Welche Symtomatik kann bei AIDS-Infektion nach einer Latenzphase auftreten?
Mononukleose-artige Erscheinungen
Leistungsschwäche
Müdigkeit
Durchfälle
Fieber
Gewichtsabnahme
Exantheme
Lymphdrüsenschwellungen

44. Können Mütter ihre neugeborenen Kinder mit AIDS infizieren?
Ja.

45. Woran kann man erkennen, ob ein Mensch AIDS-infiziert ist?
Nur durch eine Blutuntersuchung (etwa 4–8 Wochen nach Ansteckung finden sich Antikörper im Blut).

46. Kennen Sie ein Heilmittel gegen AIDS?
Nein, zur Zeit steht kein Mittel für die AIDS-Behandlung zur Verfügung (Stand 87)

10. Stoffwechselerkrankungen

1. Was versteht man unter Stoffwechselanomalien?
Stoffwechselanomalien/Erkrankungen sind krankhafte Abweichungen der Stoffwechselvorgänge (= Abbau und Umwandlung von Substraten sowie des Zerfalls von Körperbestandteilen), welche häufig durch genetisch bedingten Enzymmangel verursacht werden (aber nicht müssen!).

2. Was versteht man unter Diabetes mellitus?
Diabetes mellitus ist eine pathologische Störung des Kohlenhydratstoffwechsels. Bedingt ist diese Erkrankung durch absoluten oder relativen Insulinmangel infolge einer primären und sekundären Insuffizienz der B-Zellen des Pankreas.

3. Welche gebräuchliche Einteilungen der verschiedenen Typen bei Diabetes mellitus sind Ihnen bekannt?
Jugendlichen – Diabetes
Erwachsenen – Diabetes
oder
Insulinabhängiger Diabetes
Nicht-insulinabhängiger Diabetes

4. Was versteht man unter: a) Primärer Diabetes, b) Sekundärer Diabetes?
   a) Primärer Diabetes: Essentiell, familiärbedingt
   b) Sekundärer Diabetes: Keinen genetischen Defekt (Zerstörung oder Erschöpfung des Insulinapparates)

5. Welche Symptome können auf einen Diabetes mellitus hinweisen?
   Polyurie
   Durst
   Nykturie/Enuresis (bei Jugendlichen!)
   Gewichtsverlust
   Pruritus vulvae et ani
   Leistungsminderung
   Wadenkrämpfe
   Zahnausfälle
   Sehstörungen
   Furunkel/Karbunkel an der Haut
   Pilzinfektionen
   Xanthelasmen
   Klagen über häufige Infektionen

6. Nennen Sie Hauptkomplikationen, welche aus einem nicht behandelten (oder schlecht eingestellten) Diabetes mellitus entstehen können!
   Diabetische Retinopathie (Mikroangiopathien)
   Diabetische Nephropathie
   Diabetischer Fuß (z. B. Gangrän)
   Diabetische Herzerkrankungen
   Polyneuropathien (z. B. Polyneuritis)
   Gesteigerte Infektionsneigung

7. Welche Diagnosemöglichkeiten kennen Sie, um einen manifesten Diabetes mellitus nachzuweisen?
   Harnzucker
   Nüchternblutzucker
   Glukose-Toleranz-Test (Oraler GTT)

8. Nennen Sie Normwert und pathologische Werte des Nüchternblutzuckers!
   Normal: 60–100 mg/100 ml Vollblut
   Mittlerer Diabetes: größer 100 mg
   Schwerer Diabetes: größer 200 mg

9. Um welche Erkrankung handelt es sich bei der Gicht?
   Gicht = Hyperurikämie oder Arthritis urica ist eine zu meist in akuten Schüben (z. T. von vornherein chronisch verlaufende) Störung des

Purinstoffwechsels. Befallen werden von dieser Erkrankung bevorzugt pyknische Männer sowie Frauen im höheren Alter. Die primäre Gicht ist erblich, kann aber jedoch auch durch sekundäre Hyperurikämie entstehen.

10. Zu welchen Erscheinungen kommt es im akuten Gichtanfall?
Meist nächtliche heftige Schmerzzustände im Bereich der Großzehengrundgelenke. Es kommt dabei zur starken Rötung und Schwellung.

11. Welche Erscheinungen können bei der Inspektion auf das Vorliegen einer Gicht-Erkrankung hinweisen?
Gichtthophi (an Ohren, Großzehen, Achillessehnen u. a.)

12. Welche Komplikationen können infolge einer Gicht-Erkrankung auftreten?
Gichtniere (Ablagerung von Harnsäurekristallen im Nierenmark)
Nephrolithiasis
Arterielle Hypertension
Hyperämie der Iris (Iridopathia urica)

13. Welche andere Erkrankung muß von der Gicht differentialdiagnostisch abgegrenzt werden?
Arthrose eines großen Gelenkes.

14. Was bezeichnet der Begriff Hyperlipoproteinämie?
Hyperlipoproteinämie = Erhöhung der Gesamtlipoide im Blut

15. Welche Erscheinungen können auf das Vorliegen einer Hyperlipoproteinämie hinweisen?
Knötchenförmige Xanthome (Lipidtophi)
Hepatosplenomegalie
Anfallsweise auftretende Oberbauchschmerzen (bei Pankreatitis)
Erhöhung von Cholesterin und Triglyzeride.

11. Pathologie Nerven und Muskeln

1. Was bezeichnet man als a) Neuropathie, b) Myopathie?
   a) Neuropathie = Nervenerkrankung
   b) Myopathie = Muskelerkrankung

2. Was versteht man unter einer Polyneuropathie?
   Bei der Polyneuropathie handelt es sich um eine Erkrankung der peripheren Nerven, welche zu sensiblen und (oder) motorischen und (oder) vegetativen Störungen führt.

3. Nennen Sie primäre Erkrankungen, welche zu einer Polyneuropathie führen können!
   Infektionserkrankungen (z. B. Diphterie, Botulismus, Lepra, Mumps, Syphilis, Typhus, Tbc u. a.)
   Vergiftungen (z. B. Alkohol, Blei u. a.)
   Stoffwechselstörungen (z. B. Diabetes mellitus u. a.)
   Ernährungsstörungen (z. B. Vitamin B-Mangel)
   u. a. Erkrankungen

4. Welche Symptome treten bei einer Polyneuropathie in Erscheinung?
   Sensible Störungen
   Parästhesien
   Brennen und Ziehen („Ameisenlaufen“)
   Trophische Störungen
   Im fortgeschrittenen Stadium können dann auftreten:
   Reflexanomalien (besonders Achillessehnenreflex sowie PSR fehlen)
   Fußheberschwäche
   Ausgedehnte Sensibilitätsstörungen

5. Welche Untersuchung veranlassen Sie obligatorisch bei Verdacht auf ein cerebrales Anfallsleiden/Krampfleiden?
   Elektroenzephalographische Untersuchung (EEG)

6. Welche Erscheinungen können einen Hinweis für das Vorliegen einer Parkinson-Krankheit geben?
   Beginn meist zwischen 40.–60. Lebensjahr
   Beständiges Ruhezittern
   Speichel-, Tränen- und Schweißsekretion verstärkt

Parästhesien
Nach vorn gebeugte Rumpfhaltung
Beugestellung der Finger im Grundgelenk

7. Was bezeichnet man als Apoplexie?
Apoplexie = Schlaganfall
Hierzu rechnet man:
a) Hirnmassenblutung
b) Subarachnoidalblutung
c) Hirninfarkt (bedingt durch Thrombose)
d) Hirnembolie

8. Welche Symptomatik findet sich bei einem akuten Insult?
Lähmung einer Körperseite
Tonus der Extremitätenmuskulatur zu Beginn herabgesetzt (schlaff) später gesteigert (spastisch)
Aufhebung aller Reflexe
Bewußtlosigkeit
Fazialislähmung
Cheyne-Stokes-Atmung
Abweichung der Augen und des Kopfes nach der gelähmten Seite
Aufblasen der gelähmten Wange
Stauungspapille bei Hirndruck

9. Bei welchen geklagten Beschwerden sollten Sie auch an einen Hirntumor denken?
Unklare Krampfanfälle (Epileptische Anfälle)
Häufige (meist diffuse) Kopfschmerzen
Psychische Veränderungen
Häufiges Erbrechen infolge Hirndruckzeichen
Stauungspapille
Lähmungen
Fallneigung

10. Hirnabszesse können durch die Fortleitung von lokalen Affektionen (z. B. eitrige Mittelohrentzündungen) und durch hämatogene Absiedlung von Bakterien aus anderen Körperregionen entstehen. Welche Bakterien kommen hier am häufigsten in Betracht?

Staphylokokken
Streptokokken
Pneumokokken

11. Was versteht man unter einer Trigeminusneuralgie?
Bei der Trigeminusneuralgie kommt es zu attackenweise auftretenden Schmerzanfällen eines oder mehrerer Äste des N. trigeminus. Ausgelöst werden diese stärksten Schmerzzustände häufig durch Kauen, Gähnen, Niesen oder Sprechen. Die Schmerzattacken können sich im Abstand weniger Minuten wiederholen, was die Patienten suizidal machen kann.

12. Durch welche Ursachen kann es zu einer Myositis (Muskelentzündung) kommen?
Rheumatismus
Trauma
Infektionserkrankungen (Typhus, Sepsis, Tuberkulose, Trichinose u. a.)

12. Infektionserkrankungen

1. Nennen Sie die im Bundesseuchengesetz genannten meldepflichtigen Infektionskrankheiten!
Bei Krankheitsverdacht, Erkrankung sowie Tod sind zu melden:
   1. Botulismus
   2. Cholera
   3. Enteritis infectiosa
      a) Salmonellose,
      b) übrige Formen einschließlich mikrobiell bedingter Lebensmittelvergiftung
   4. Fleckfieber
   5. Lepra
   6. Milzbrand
   7. Ornithose
   8. Parathyphus A, B und C
   9. Pest
   10. Pocken
   11. Poliomyelitis

12. Rückfallfieber
13. Shigellenruhr
14. Tollwut
15. Tularämie
16. Typhus abdominalis
17. Virusbedingtes hämorrhagisches Fieber

Bei Erkrankung sowie Tod sind zu melden:

1. Angeborene
   - Cytomegalie
   - Listeriose
   - Lues
   - Toxoplasmose
   - Rötelnembryopathie
2. Brucellose
3. Diphtherie
4. Gelbfieber
5. Leptospirose
   a) Weil'sche Krankheit
   b) übrige Formen
6. Malaria
7. Meningitis/Enzephalitis
   a) Menigokokken-Meningitis
   b) andere bakterielle Meningitiden
   c) Virus-Meningoenzephalitis
   d) übrige Formen
8. Q-Fieber
9. Rotz
10. Trachom
11. Trichinose
12. Tuberkulose
    a) der Atmungsorgane
    b) der übrigen Organe
13. Virushepatitis
    a) Hepatitis A
    b) Hepatitis B
    c) nicht bestimmbare und übrige Formen
14. Anaerobe Wundinfektion
    a) Gasbrand/Gasödem
    b) Tetanus

Bei Tod sind zu melden:

1. Influenza (Virusgrippe)
2. Pertussis
3. Masern
4. Puerperalsepsis
5. Scharlach

Zu melden ist jeder Ausscheider von:

1. Choleravibrionen
2. Salmonellen
   a) S. typhi
   b) S. paratyphi A, B und C
   c) übrige Formen
3. Shigellen

2. Was versteht man unter einer Infektion?
   Infektion (lat. inficere = hineintun) bedeutet die Übertragung, Haftenbleiben und Eindringen von Mikroorganismen in einen Makroorganismus sowie die Vermehrung in ihm.

3. Nennen Sie die 2 Gruppen von Infektionserkrankungen, die nach Art der Ausbreitung sowie Immunitätsbildung unterschieden werden können!
   a) Lokalinfektionserkrankungen (lokale Ausbreitung des Krankheitsprozesses)
   b) Akute zyklische Infektionserkrankungen

4. Was ist das Charakteristikum der akuten zyklischen Infektionskrankheiten?
   Man unterscheidet bei den akuten zyklischen Infektionen 3 unterschiedliche Stadien:
   a) Inkubationszeit (Zeit vom Eindringen der Erreger bis zum Auftreten der pathologischen Erscheinungen)
   b) Generalisationsstadium (Ausbreitung der Erreger)
   c) Organmanifestation (Befall eines bestimmten Organs)

5. Was versteht man unter dem Begriff „Mikrobiologie"?
   Mikrobiologie = die Wissenschaft von den Kleinlebewesen (Mikroorganismen)

6. Welche Arten von Krankheitserregern sind Ihnen bekannt?
Prionen (kleinste bekannte infektiöse Partikel)
Viren
Bakterien
Rickettsien (bakterienähnliche Mikroben)
Chlamydien
Myzeten (Pilze)
Protozoen
Metazoen

7. Was sind Viren?
Viren sind Bakterienfilter passierende Kleinstlebewesen, welche aus einem Nukleinsäurekern sowie einer spezifischen Eiweißhülle bestehen. Die Viren benötigen sogenannte Wirtszellen, da sie **keinen** eigenen Stoffwechsel haben.

8. Welche Arten von Viren kennen Sie?
Herpesviren
Enteroviren
Myxoviren
Pockenviren
Adenoviren
Arboviren
Viren ohne Klassifikation (z. B. Hepatitis)

9. Welche Arten von Bakterien kennen Sie?
Kokken (rundliche Bakterien)
Bazillen (stäbchenförmige Bakterien)
Spirillen (schraubenförmige Bakterien)

10. Nach ihrer Form lassen sich die Kokken differenzieren. Welche Arten kennen Sie?
Staphylokokken
Streptokokken
Pneumokokken
Diplokokken
u. a.

11. Wie können Krankheitserreger nachgewiesen werden?
   a) Färbung von Ausstrichen (z. B. Gramfärbung)
   b) Anzüchtung von pathogenen Erregern
   c) Antikörpernachweis
   d) Tierversuche

12. Welche 2 Arten von Bakteriengiften sind zu unterscheiden?
   a) Exotoxine (werden von lebender Bakterienzelle ausgeschieden und wirken im menschlichen Organismus toxisch)
   b) Endotoxine (Toxine abgetöteter Bakterien)

13. Nennen Sie Infektionserkrankungen, bei denen Exotoxine den menschlichen Organismus vergiften!
   Diphterie
   Tetanus
   Botulismus
   Gasbrand
   u. a.

14. Welche Übertragungswege pathogener Erreger kennen Sie?
   a) Kontaktinfektion (direkt von Mensch zu Mensch, oder indirekt über Gegenstände)
   b) Fäkal-orale Infektion (häufig bei Darminfektionen durch infizierte Lebensmittel)
   c) Aerogene Infektion (Tröpfcheninfektion oder durch Staub)
   d) Iatrogene Infektion (z. B. nach Injektionen)
   e) Perkutane Infektion (z. B. Tetanus, Malaria, Tollwut)

15. Erklären Sie die Begriffe Endemie, Epidemie und Pandemie!
   Endemie = Ständiges Auftreten einer Infektionserkrankung mit örtlicher, aber keiner zeitlichen Begrenzung.
   Epidemie = Gehäuftes Auftreten einer Infektionserkrankung in einer Bevölkerungsgruppe mit örtlicher und zeitlicher Begrenzung.
   Pandemie = Gehäuftes Auftreten einer Infektionserkrankung mit teilweise ausgedehnten Zeiträumen, aber ohne örtliche Begrenzung.

16. Was versteht man unter Morbidität, Mortalität und Letalität?
   Morbidität = Anzahl der Erkrankungen bezogen auf die Gesamtzahl der Bevölkerung innerhalb eines bestimmten Zeitabschnittes.

Mortalität = Anzahl der Todesfälle bezogen auf die Gesamtzahl der Bevölkerung in einem bestimmten Zeitraum.
Letalität = Verhältnis der Zahl der Todesfälle zur Zahl der an einer bestimmten Krankheit Erkrankten.

17. Wie nennt man Bakterien, welche zum Leben a) Sauerstoff benötigen, b) keinen Sauerstoff benötigen?
 a) Aerobier
 b) Anaerobier

18. Erklären Sie die Begriffe bakterizid und bakteriostatisch!
 Bakterizid = Bakterientötend
 Bakteriostatisch = Verhinderung des Keimwachstums und der Keimvermehrung (keine Abtötung!)

19. Was versteht man unter Toxizität, Pathogenität und Virulenz?
 Toxizität = Giftigkeit
 Pathogenität = die Fähigkeit eines Erregers, Krankheitserscheinungen zu bewirken
 Virulenz = die Infektionskraft und Vermehrungsfähigkeit von Mikrobien

Botulismus

Meldepflicht bei Verdacht, Erkrankung und Tod.

1. Wie heißt der Erreger bei Botulismus?
 Der Botulismusbazillus ist ein Anaerobier und heißt Clostridium botulinum.

2. Handelt es sich beim Botulismus um eine typische Infektionserkrankung?
 Nein, der Botulismus ist keine Infektionskrankheit. Es handelt sich hierbei um eine Vergiftung (Intoxikation).

3. Wie lange ist die Inkubationszeit bei Botulismus?
 2–48 Stunden, spätestens 14 Tagen nach Genuß vergifteter Nahrung.

4. Wie erfolgt die Übertragung bei Botulismus?
Die Ansteckung erfolgt meist durch den Verzehr toxischer Speisen (vor allem Fleisch, Wurst, Gemüsekonserven). Botulismus kann in wenigen Fällen auch als Inhalationsgift aufgenommen werden.

5. Können Botulismusbazillen durch Kochen zerstört werden?
Nein.

6. Schildern Sie das Krankheitsbild bei Botulismus!
Wenige Stunden nach Aufnahme von vergifteter Nahrung kommt es zu einem schweren Krankheitsbild mit Magen-Darm-Beschwerden und Nervenlähmungen. Symptome können sein:
Übelkeit
Völlegefühl
Blähungen
Durchfall
Erbrechen
Kopfschmerzen
Augenmuskellähmungen
Doppelsehen
Schielen
Mundtrockenheit
Schlucklähmung
Kreislauf- und Atemstörungen

7. Besteht bei Botulismus eine Ansteckungsfähigkeit von Mensch zu Mensch?
Nein, es besteht keine Ansteckungsfähigkeit, daher ist eine Isolierung nicht erforderlich.

8. Welche anderen Erkrankungen müssen differentialdiagnostisch abgegrenzt werden?
Atropin- Methylalkohol- und Pilzintoxikation
Polyneuritis
Diphtherie
Multiple Sklerose
Lues cerebrospinalis
Enzephalitis

Cholera

Meldepflicht bei Verdacht, Erkrankung und Tod.

1. Wie heißt der Erreger der Cholera?
   Vibrio cholerae und Vibrio cholerae Biotyp El Tor.

2. Wo kommt heute die Cholera noch vor?
   Cholera findet sich in Indien und Pakistan. Durch den Massentourismus kann die Cholera aber auch nach Europa eingeschleppt werden.

3. Wie erfolgt die Übertragung bei Cholera?
   Übertragung erfolgt direkt durch den Kontakt mit Kranken und Rekonvaleszenten. Eine indirekte Übertragung erfolgt durch kontaminiertes Trinkwasser und Nahrungsmittel.

4. Wie lange ist die Inkubationszeit bei Cholera?
   Wenige Stunden bis zu 5 Tagen. Im Durchschnitt etwa 1–3 Tage.

5. Schildern Sie das Krankheitsbild der Cholera!
   Die Cholera beginnt allmählich mit zunächst breiigen, dann dünnflüssigen Stühlen oder plötzlich mit Brechdurchfall. Im weiteren Verlauf kommt es zu den bekannten reiswasserartigen Entleerungen.
   Weitere Erscheinungen sind dann:
   Durstgefühl
   Austrocknung der Schleimhäute
   Körperlicher Verfall
   Eingefallene Augen
   Wadenkrämpfe
   Versiegen der Harnsekretion
   Urämie

6. Wie lange besteht eine Ansteckungsfähigkeit?
   Eine Ansteckungsfähigkeit besteht in der Zeit der Ausscheidung (meist 2–3 Wochen). Die Cholera-Vibrionen sind in der Regel 14 Tage nach der akuten Erkrankung verschwunden.

7. Welche Komplikationen werden bei der Cholera gefürchtet?
   Mischinfektionen mit Salmonellen und Shigellen.

8. Welche Behandlungsmöglichkeiten wäre bei Cholerainfektion sofort einzuleiten?
   Flüssigkeits- und Salzverluste müssen sofort ausgeglichen werden (bis zu 7 Liter Flüssigkeit).

9. Welche andere Erkrankungen sind differentialdiagnostisch abzugrenzen?
   Salmonellen
   Shigellen
   Botulismus
   Andere Vergiftungen (Pilze usw.)
   Andere bakterielle Erkrankungen

Enteritis infectiosa

Meldepflicht bei Verdacht, Erkrankung und Tod.

1. Welche Erreger der Enteritis infectiosa kennen Sie?
   Enteritis-Salmonellen (S. typhi-murium u. a.)
   Staphylokokken
   Streptokokken
   u. a.

2. Wie lange ist die Inkubationszeit bei Enteritis infectiosa?
   Wenige Stunden oder 1–3 Tage (max.).

3. Was ist die Ursache für diese Lebensmittelvergiftung?
   Meist unzweckmäßig aufbewahrte Lebensmittel. Insbesondere Fleischwaren, Milcherzeugnisse, Fisch, Krabben, Muscheln, Eiskreme, Sahnetorten u. a. können mit Salmonellen oder Staphylokokken befallen sein (Übertragung fäkal-oral).

4. Mit welchen Erscheinungen geht die Enteritis infectiosa einher?
   Nach Verzehr toxischer Speisen kommt es zu den stürmischen Krankheitserscheinungen wie:
   Plötzlicher Brechdurchfall
   Krampfartige Leibschmerzen
   Fieber (nicht über 39 °C)

Wasser- und Elektrolytverluste
Stühle gelegentlich reiswasserähnlich, blutig oder schleimig
Kreislaufstörungen

5. Wie lange besteht eine Ansteckungsgefahr bei Enteritis infectiosa?
Solange Krankheitserreger ausgeschieden werden (evtl. über Jahre, meist aber 3 Tage bis 3 Wochen).

6. Was kann ein wichtiger Hinweis auf das Vorliegen einer Enteritis infectiosa sein?
Meist tritt Enteritis infectiosa als **Gruppenerkrankung** auf.

7. Welche anderen Erkrankungen müssen differentialdiagnostisch abgegrenzt werden?
Typhus
Paratyphus
Akute Yersiniosen (Pseudotuberkulosen)
Akute Intoxikationen (Methylalkohol, Pilze u. a.)
Botulismus

8. Hinterläßt eine durchgemachte Enteritis infectiosa eine Immunität?
Nein.

Fleckfieber

Meldepflicht bei Verdacht, Erkrankung und Tod.

1. Wie wird das Fleckfieber auch bezeichnet?
Typhus exanthematicus

2. Wie heißt der Erreger des Typhus exanthematicus?
Rickettsia prowazecki

3. Wie wird das Fleckfieber übertragen?
Die Übertragung erfolgt durch den Biß von Kleiderläusen. Eine Übertragung durch Einatmen von Läusekot ist aber auch möglich.

4. Wie lange ist die Inkubationszeit bei Typhus exinthematicus?
   10–14 Tage.

5. Schildern Sie das Krankheitsbild des Fleckfiebers!
   Es kommt zu einem schweren toxischen Krankheitsbild mit Beginn von Kopf- Glieder- und Rückenschmerzen sowie plötzlich einsetzendem Fieber. Es kommt zur zunehmenden Somnolenz mit Wahnvorstellungen, Unruhe sowie Desorientiertheit. Ab 4.–7. Krankheitstag kommt es zum charakteristischen roseolenartigen Exanthem, welches am Stamm beginnt und nach etwa 1–2 Tage auf die Extremitäten übergreift (Gesicht und Hals werden nicht befallen).

6. Welche Komplikationen können bei Typhus exanthematicus auftreten?
   Herz-Kreislauf-Versagen
   Pneumonie
   Nephritis
   Gangrän
   Embolien

7. In welchen Körperabschnitten findet die Rickettsienvermehrung bevorzugt statt?
   Bevorzugt sind:
   Gefäßendothelien der Haut, des ZNS sowie des Myokards.

8. Kennen Sie eine besondere labordiagnostische Möglichkeit zur Feststellung des Typhus exanthematicus?
   Weil-Felixsche Reaktion im Serum.

9. Welche anderen Erkrankungen müssen differentialdiagnostisch von Fleckfieber angegrenzt werden?
   Andere Rickettsionen
   Typhus
   Virusgrippe

Lepra

Meldepflicht bei Verdacht, Erkrankung und Tod.

1. Kennen Sie einen anderen Begriff für Lepra?
   Aussatz.

2. Wo kommt heute Lepra vor?
   Eine Verbreitung von Lepra findet sich in Süd- und Ostasien sowie in einigen Gebieten Lateinamerikas und Afrikas. In Europa können vereinzelte Fälle eingeschleppt sein.

3. Wie heißt der Erreger des Aussatz?
   Mycobacterium leprae

4. Wie erfolgt die Übertragung bei Lepra?
   Lepra kann durch Tröpfcheninfektion und Schmierinfektion übertragen werden.

5. Wie lange beträgt die Inkubationszeit bei Lepra?
   Etwa 2–4 Jahre (in einigen Fällen aber auch einige Monate bis mehrere Jahrzehnte)

6. Schildern Sie das Krankheitsbild der Lepra!
   Man unterscheidet zwei Ausprägungsarten der Lepra-Erkrankung:
   Lepromatöser Typ: Maligner Verlauf mit stark infiltrierte Schädigungen an Haut. Es finden sich frühzeitig sogenannte knotenförmige Leprome im Gesicht, welche später ulzerieren, nekrotisieren. Es kommt dann zu schweren Schädigungen des Nervensystems sowie zu Verstümmelungen.
   Tuberkuloider Typ: Bessere Prognose als Lepromatöser Typ. Es kommt hierbei zu erythematösen bis dunkelroten infiltrierten Veränderungen der Haut (tuberkuloide Struktur). Veränderungen der peripheren Nerven charakterisieren ebenfalls das Krankheitsbild.

7. Welche Befunde können den Verdacht auf Lepra lenken?
   Aufenthalt über längere Zeit in Asien, Afrika oder Südamerika

Knotenbildung in der Haut
Knochenzerstörungen im Gesicht und an den Extremitäten
Gewebestörungen

8. Wie lange besteht eine Ansteckungsfähgikeit bei Lepra?
Solange enger Kontakt mit Erkankten besteht.

Milzbrand

Meldepflicht bei Verdacht, Erkrankung und Tod.

1. Wie wird der Milzbrand auch bezeichnet?
Anthrax

2. Wie heißt der Erreger des Milzbrand?
Bacterium anthracis

3. Wie lange ist die Inkubationszeit bei Anthrax?
Etwa 1–3 Tage (evtl. Stunden)

4. Wie erfolgt die Übertragung bei Milzbrand?
In den meisten Fällen erfolgt die Übertragung durch Kontakt mit erkrankten Tieren (insbesondere Rinder und Schafe). Kontakt mit Fellen durch Eintritt des Bazillus durch kleine Hautläsionen kann zur Erkrankung führen (auch Staubinhalation).

5. Schildern Sie das Krankheitsbild des Milzbrand!
In etwa 90 % der Fälle kommt es zu einem **Milzbrand der Haut.** Es kommt dabei zu einem flohstichartigen Primärinfekt, aus welchem sich ein schmerzloser Karbunkel (Milzbrandkarbunkel) bildet. Dabei kommt es zu lokalen Ödemen und Lymphdrüsenschwellungen. Begleitet ist dieses Krankheitsbild von Fieber, Kopfschmerzen, Gliederschmerzen.
Weiter Formen des Milzbrand sind:
Lungenmilzbrand: (Seltene Form) mit Bronchitis, Pneumonie, hohem Fieber, Schüttelfrost.
Darmmilzbrand: (Seltene Form) mit starken Erbrechen und blutigen Durchfällen einhergehend. Weiter findet sich Kopfschmerzen, Leber-

und Milzbeteiligung (im weiteren Verlauf häufig Peritonitis, Sepsis und Schock).

6. Ist eine Milzbrand-Übertragung von Mensch zu Mensch möglich?
   Nein.

7. Welche andere Erkrankungen sind differentialdiagnostisch von Milzbrand abzugrenzen?
   Andere Karbunkel
   Kuhpocken
   Tularämie
   Pneumonie
   Andere Formen von Gastroenteritis
   Meningitis
   Erysipel und Rotz

Ornithose

Meldepflicht bei Verdacht, Erkrankung und Tod.

1. Kennen Sie ein Synonym für Ornithose?
   Psittakose, Papageienkrankheit

2. Wie heißt der Krankheitserreger der Papageienkrankheit?
   Erreger sind Chlamydien (= Zwischenstellung zwischen Viren und Rickettsien).

3. Wie kann die Ornithose übertragen werden?
   Übertragung durch Vögel (Papageien, Tauben, Hühnern u. a.)
   Kontakt-, Staub- und Tröpfcheninfektion (von Mensch zu Mensch möglich!)

4. Wie lange ist die Inkubationszeit bei Ornithose?
   Etwa 10–14 Tage.

5. Beschreiben Sie das Krankheitsbild bei der Papageienkrankheit!
Man unterscheidet mehrere Verlaufsformen:
Pulmonale Verlaufsform: Es kommt zur Pneumonie mit quälendem Husten, schnell steigendes Fieber (Kontinua).
Typhöse Verlaufsform: Einhergehend mit Kopf- und Gliederschmerzen, Fieber, Benommenheit sowie Herz-Kreislaufstörungen.
Enzephalitische Verlaufsform: Es findet sich bei dieser selteneren Form: Fieber, Kopfschmerzen, Schlafstörungen, neurologische Auffälligkeiten sowie evtl. auftretende Krämpfe.

6. Wie lange besteht die Ansteckungsfähigkeit?
Während der akuten Erkrankung (Dauerträger evtl. jahrelang im Sputum Erregernachweis).

7. Besteht eine Immunität nach durchgemachter Papageienkrankheit?
Nein.

8. Welchen anderen Erkrankungen müssen differentialdiagnostisch abgegrenzt werden?
Typhus
Paratyphus
Grippe
Tuberkulose
Q-Fieber
Pneumonie

9. Wo können bei Erkrankung die Erreger nachgewiesen werden?
Im Blut sowie im Sputum.

Paratyphus A, B, C

Meldepflicht bei Verdacht, Erkrankung und Tod.

1. Was versteht man unter der Erkrankung Paratyphus?
Beim Paratyphus (para = neben) handelt es sich um eine typhusähnliche Erkrankung. Hervorgerufen wird diese Erkrankung durch typhus-

verwandte Erreger, die Parathyphusbakterien der Gruppen A (Salmonella paratyphi), B (Salmonalla schottermülleri), C (Salmonella hirschfeldii).

2. Wie erfolgt die Übertragung bei Paratyphus?
Die Übertragung erfolgt durch infizierte Nahrungsmittel. Kranke und Ausscheider können durch Schmierinfektion infizieren.

3. Wie lange ist die Inkubationszeit bei Paratyphus A, B, C?
Paratyphus A ca. 8 Tage
Paratyphus B ca. 8–12 Tage
Paratyphus C ca. 12 Tage.

4. Wie zeigt sich das klinische Bild des Paratyphus?
In allen seinen Symptomen gleicht Paratyphus weitgehend dem des Typhus abdominalis, zumeist jedoch findet sich ein leichterer Krankheitsverlauf (stummer Verlauf möglich!). Die Erkrankung beginnt mit Übelkeit, Erbrechen, wäßrigen Durchfällen, Kopf- und Leibschmerzen, Vertigo. Fieberanstieg ist häufig schneller als bei Typhus abdominalis. Es kommt zu Schüttelfrost und einem häufig zu beobachtenden Herpes labialis. Roseolen sind meist zahlreicher.

5. Besteht eine Immunität nach durchgemachter Erkrankung von Paratyphus?
Eine jeweils spezifische Immunität besteht auf Paratyphus A oder B.

6. Welche anderen Erkrankungen müssen differentialdiagnostisch ausgeschlossen werden?
Typhus abdominalis
Botulismus
Bakterienruhr
Vergiftungen (verdorbene Lebensmittel z. B. durch Staphylokokken)

7. Wo finden sich öfters Dauerausscheider, bei Paratyphus oder Typhus abdominalis?
Bei Paratyphus findet sich gehäufteres Auftreten von Dauerausscheidern.

Pest

Meldepflicht bei Verdacht, Erkrankung und Tod.

1. Um welche Erkrankung handelt es sich bei der Pest?
   Die Pest ist eine durch Yersinia pestis hervorgerufene Nagetierkrankheit, welche durch Flöhe von Nager zu Nager sowie vom Nager auf den Menschen übertragen wird. Die Pestbakterien können auch durch Tröpfcheninfektion von Mensch zu Mensch übertragen werden (Lungenpest).

2. Wie lange ist die Inkubationszeit der Pest?
   Bubonenpest 2–6 Tage
   Lungenpest 1–2 Tage

3. Nennen Sie endemische Pestgebiete!
   Südostasien, Iran, Indien, Zentral- und Südafrika, Südamerika und tropisches Mittelamerika.

4. Schildern Sie das Krankheitsbild der Pest!
   Beulenpest (Bubonenpest): Plötzlicher Beginn, hämorrhagisch-eitrige nekrotisierende und äußerst schmerzhafte Entzündung der regionalen Lymphknoten, Schüttelfrost, hohes Fieber (Letalität 50–90 %)
   Lungenpest: Bronchitis, Pneumonie, Dyspnoe, Herz-Kreislaufversagen (Letalität 100 %)

5. Was versteht man unter Pestsepsis?
   Pestsepsis ist fast immer eine tödliche Komplikation der Pest.

6. Welche anderen Erkrankungen müssen differentialdiagnostisch ausgeschlossen werden?
   Tularämie
   Fleckfieber
   Malaria
   Lymphogranuloma venerum
   Katzenkratzkrankheit

Pocken

Meldepflicht bei Verdacht, Erkrankung und Tod.

1. Kennen Sie noch andere Bezeichnungen für Pocken?
   Variola, Blattern

2. Gibt es noch endemische Pockengebiete auf der Welt?
   Nach der WHO sind seit 1979 die Pocken ausgerottet.

3. Wie heißt der Krankheitserreger der Pocken?
   Variola Virus

4. Wie werden die Pocken übertragen?
   Tröpfchen-, Schmier- und Staubinfektion

5. Wie lange ist die Inkubation bei Pocken?
   12–14 Tage

6. Schildern Sie das Krankheitsbild der Pocken!
   Das Anfangsstadium (Initialstadium 2–4 Tage) ist charakterisiert mit plötzlichem Beginn, Schüttelfrost, hohem Fieber, Kopf- und Rückenschmerzen sowie Erbrechen.
   Im Hauptstadium (Stadium des Ausschlages etwa ab 3.–4. Tag) kommt es zur Ausbildung kleiner roter Flecken im Gesicht, aus welchen Knötchen und dann Bläschen werden. Etwa ab dem 8. Tag wird der klare Bläscheninhalt eitrig und es entstehen Pusteln. In der Mitte dieser Pusteln finden sich Dellen (Pockennabel). Die noch immer infektiösen Krusten fallen etwa nach 1–3 Wochen ab (Borken). Es finden sich dann die typischen Pockennarben.

7. Nennen Sie die wesentlichen Komplikationen bei Pocken!
   Bakterielle Superinfektionen
   Primär-hämmorrhagische Variola
   Sekundär-hämorrhagische Variola (schwarze Blattern)
   Variola fulminans
   Organmanifestation (z. B. Myocarditis u. a.)

8. Welche andere Erkrankungen müssen ausgeschlossen werden?
   Windpocken
   Grippe
   Meningitis
   Herpes zoster
   Andere Dermatitiden
   Gonokokkensepsis

Poliomyelitis

Meldepflicht bei Verdacht, Erkrankung und Tod.

1. Wie wird Poliomyelitis auch bezeichnet?
   Epidemische Kinderlähmung, Poliomyelitis anterior acuto.

2. Wie wird die Kinderlähmung übertragen und welcher Personenkreis wird besonders befallen?
   Poliomyelitis kann durch Tröpfcheninfektion oder Schmierinfektion (meist oral durch Wasser/Lebensmittel) übertragen werden, Kinder und Jugendliche werden bevorzugt befallen.

3. Wie heißt der Erreger der Kinderlähmung?
   Man unterscheidet drei Polio-Virus-Typen. Typ I (Brunhilde), Typ II (Lansing) und Typ III (Leon).

4. Wie lange ist die Inkubationszeit der Kinderlähmung?
   5–14 Tage (evtl. länger bis 35 Tage)

5. Schildern Sie den Krankheitsverlauf der Poliomyelitis!
   Das **Vorstadium** beginnt mit plötzlichem Fieber, Abgeschlagenheit, Kopfschmerzen, katarrhalische Symptome in den oberen Luftwegen und eventuellen Störungen im Darmkanal. Die Symptome können nach diesem Stadium wieder abklingen und die Erkrankung wird nicht erkannt (Pat. können die Krankheit weiterverbreiten!).
   Im **präparalytischen Stadium** können die Kopfschmerzen weiter fortbestehen. Es findet sich dann häufig Nackensteifigkeit, Muskelschmerzen, Rückenschmerzen sowie eventuelle Hautveränderungen.

Die Erkrankung kann ebenfalls in diesem Stadium ohne Folgen abklingen.
Im **paralytischen Stadium** (meist Gipfelpunkt des Fiebers) kommt es plötzlich zu schlaffen Lähmungen im Bereich des Rumpfes und der Extremitäten.
Im **Reparationsstadium** kann es zur völligen oder teilweisen Rückbildung der Lähmungen kommen. Dieses Stadium kann sich bis zu 2 Jahren hinziehen.

6. Welcher Fieberverlauf ist charakteristisch bei Kinderlähmung?
   Zweigipfliger Fieberverlauf (Dromedarkurve).

7. Welche Komplikationen können bei Poliomyelitis auftreten?
   Atemlähmung, Hirnbeteiligung sowie meningitische Verlaufsform.

8. Besteht Immunität nach durchgemachter Kinderlähmung?
   Immunität besteht **gegen das verursachende** Virus, jedoch nicht gegen die beiden anderen Virusstämme.

Rückfallfieber

Meldepflicht bei Verdacht, Erkrankung und Tod.

1. Wie wird das Rückfallfieber noch bezeichnet?
   Febris recurrens

2. Welcher Gruppe von Infektionserkrankungen wird das Rückfallfieber zugeordnet?
   Febris recurrens wird den Spirochätosen zugeordnet.

3. Wie heißen die Erreger des Rückfallfiebers?
   Borrelien. z. B. B. recurrentis (Spirochaeta obermeieri)

4. Wie erfolgt die Übertragung des Rückfallfiebers?
   Kleider- und Kopfläuse übertragen Läuserückfallfieber. Zecken übertragen das Zeckenrückfallfieber (afrikanisches Rückfallfieber).

5. Wie lange ist die Inkubationszeit bei Rückfallfieber?
   Meist 5–7 Tage (aber auch 2–18 Tage)

6. Wie zeigt sich das klinische Bild bei Rückfallfieber?
   Plötzlicher Beginn mit Schüttelfrost und Fieberanstieg auf 40–41 °C. Häufig kommt es zu Kopfschmerzen, Gliederschmerzen, Übelkeit und Erbrechen. Charakteristisch ist das Nasenbluten. Häufig findet sich auch graugelbliche Verfärbung der Haut sowie Milz- und Leberschwellung. Nach ca. 1 Woche kommt es zu plötzlichem Fieberabfall. Zu erneutem Fieberanfall kommt es dann nach etwa 5–7 Tagen. Im weiteren Verlauf beobachtet man nach fieberfreiem Intervall einen erneuten Fieberschub. Die Abstände der Fieberschübe vergrößern sich. Dabei wird die Fieberhöhe geringer, bis die Erkrankung abklingt.

7. Welche Komplikationen können bei Rückfallfieber auftreten?
   Ikterus
   Herz-Kreislaufinsuffizienz
   Pneumonie
   Sepsis
   Arthritis

8. Welche Erkrankungen sind vom Rückfallfieber abzugrenzen?
   Fleckfieber
   Gelbfieber
   Typhus
   Malaria
   Hepatitis
   Leptospirose
   Brucellose

Shigellenruhr

Meldepflicht bei Verdacht, Erkrankung und Tod.

1. Nennen Sie Synonyme für die Shigellenruhr!
   Bakterielle Ruhr, Shigellose

2. Wie heißen die Erreger der Bakterienruhr?
   Verschiedene Arten von Shigellen (z. B. Shiga-Kruse, Flexner, E. Ruhr u. a.)

3. Wie erfolgt die Übertragung der Shigellenruhr?
   Schmierinfektion von Mensch zu Mensch, infizierte Nahrungsmittel (insbesondere Wasser und Milch) sowie Fliegen übertragen diese Erkrankung.

4. Wie lange ist die Inkubationszeit bei bakterieller Ruhr?
   2–7 Tage

5. Beschreiben Sie das Krankheitsbild der Shigellenruhr!
   Im Vordergrund stehen die schleimigen, evtl. auch blutigen Durchfälle (bis zu über 20 Entleerungen täglich!).
   Charakteristisch sind die krampfartigen Leibschmerzen (Tenesmen).
   Häufig kommt es zu mäßigem Fieber, Appetitlosigkeit, Mattigkeit, Kopfschmerzen und Erbrechen.

6. Welche physiologischen Vorgänge laufen bei einer Ruhr-Infektion im Magen-Darm-Kanal ab?
   Bei der Shigellenruhr kommt es nach Durchtritt der Bakterien durch den Magen-Darm-Kanal zu bakterieller Besiedlung im Dickdarm. Es kommt dabei zu einer Entzündung der Dickdarmschleimhaut mit häufiger Geschwürsbildung.

7. Welche Komplikationen können bei Bakterienruhr auftreten?
   Geschwürsperforationen
   Polyarthritis
   Uretritis
   Konjunktivitis
   Ruhrrheumatismus
   Chronische Ruhr

8. Welche anderen Erkrankungen müssen Sie von der Ruhr abgrenzen?
   Andere Durchfallerkrankungen (Bakterien, Protozoen, Viren)
   Malaria
   Colitis ulcerosa

Cholera
Karzinome
Intoxikationen (z. B. Quecksilber)

MERKE: Jeder Durchfallkranke ist ruhrverdächtig!

Tollwut

Meldepflicht bei Verdacht, Erkrankung und Tod.

1. Welche andere Bezeichnung für Tollwut kennen Sie?
   Lyssa, Rabies, Hydrophobie

2. Wie heißt der Erreger der Tollwut?
   Tollwut-Virus (Rhabdovirus)

3. Wie erfolgt die Übertragung bei Rabies?
   Die Tollwut wird durch den Biß eines tollwutinfizierten Tieres (Hund, Wolf, Katze, Fuchs u. a.), in dessen Speichel sich das Virus befindet, übertragen. Aber auch eine Infektion durch Kratzwunden sowie Einreiben des Erregers in bestehende Hautwunden ist möglich.

4. Wie lange ist die Inkubationszeit bei Lyssa?
   1–3 Monate (ist aber auch davon abhängig, wie hoch die zugeführte Virusmenge ist). Die Inkubation verkürzt sich, je näher der Infektionsort zum Kopf liegt.

5. Wie sieht die Prognose bei unbehandelter Tollwut aus?
   Stets letal.

6. Beschreiben Sie das klinische Bild der Tollwut!
   Prodromalstadium mit Kopfschmerzen, depressive Zustände, Nervosität, Angst, Erbrechen, Fieber sowie Jucken und Schmerzen an der Bißstelle.
   Im **Stadium der Erregung** kommt es zu schweren Krämpfen der Muskulatur, insbesondere die charakteristischen Schlingkrämpfe beim Anblick von Getränken und Speisen (Hydrophobie = Durst, ohne schluk-

ken zu können). Weiter findet sich: Empfindlichkeit gegen Licht und Geräusche. Es kommt zu hochgradigen motorischen Unruhezuständen mit tonisch-klonischen Krämpfen. Der Tod (meist durch Atemmuskellähmung) wird bei vollem Bewußtsein erlebt.

7. Welche anderen Erkrankungen sind von der Tollwut abzugrenzen?
   Meningitis/Enzephalitis
   Tetanus (keine Krämpfe der Kaumuskeln = Trismus)
   Intoxikationen
   Hysterie

8. Welche Erscheinungen bei Tieren können den Verdacht auf Tollwut lenken?
   Struppiges Fell
   Auffallender Speichelfluß
   Auffällige Zutraulichkeit
   Auffälliges aggressives Verhalten

9. Tritt generell nach Bißverletzung durch ein tollwutinfiziertem Tier eine Infektion auf?
   Nein, etwa 10–20 % der infizierten Menschen erkranken.

Tularämie

Meldepflicht bei Verdacht, Erkrankung und Tod.

1. Wie heißt der Erreger der Tularämie oder Hasenpest?
   Pasteurella tularensis

2. Wo kommt die Hasenpest vor?
   Bevorzugte Gebiete sind Rußland, USA und Kanada. In Mitteleuropa selten.

3. Wie lange ist die Inkubationszeit der Tularämie?
   2–4 Tage (evtl. 1–14 Tage)

4. Wie wird die Hasenpest übertragen?
Bei der Hasenpest handelt es sich um eine Nagetierseuche. Die Übertragung erfolgt durch Flöhe, Läuse, Zecken, Milben oder andere blutsaugende Insekten. Eine Übertragung ist aber auch durch Staubinhalation, unmittelbaren Kontakt mit kranken Tieren (Hasen, Kaninchen, Wildschweine, Ratten u. a.) sowie dem Verzehr von bakterienhaltigem Fleisch oder Wasser möglich.

5. Gibt es bei der Hasenpest eine direkte Übertragung von Mensch zu Mensch?
Nein.

6. Beschreiben Sie das klinische Bild der Tularämie!
Beginn mit hohem Fieber, Schüttelfrost, Kopfschmerzen und Abgeschlagenheit. An der Eintrittsstelle der Infektion bildet sich eine Papel welche ulzeriert. Die regionalen Lymphknoten schwellen an. Evtl. findet sich eine Konjunktivitis.
Seltenere Verlaufsformen zu der genannten äußeren Form sind:
Oculo-glanduläre Form (Konjunktivitis, evtl. Erblindung).
Oral-glanduläre Form (Geschwüre der Mundschleimhaut).
Abdominale Form (Enteritis und Diarrhoe).
Thorakale Form (Pleuritis).

7. Welche Erkrankungen müssen differentialdiagnostisch abgegrenzt werden?
Tbc
Pest
Fleckfieber
Typhus
Pneumonie
Brucellose
Grippe
Shigellosen

8. Besteht nach durchgemachter Infektion eine Immunität?
Ja.

Typhus abdominalis

Meldepflicht bei Verdacht, Erkrankung und Tod.

1. Wie heißen die Erreger bei Typhus abdominalis?
   Die Typhusbakterien gehören zur Gruppe der Salmonellen (S. typhi)

2. Wie lange ist die Inkubationszeit bei Typhus abdominalis?
   1–3 Wochen

3. Wie erfolgt die Übertragung bei Typhus abdominalis?
   Erregeraufnahme erfolgt per os (durch infizierte Nahrung, Wasser, Stuhl und Urin von Dauerausscheidern).

4. Beschreiben Sie das klinische Bild bei Typhus abdominalis!
   Stadium I (incrementi/1. Woche): Abgeschlagenheit, Appetitlosigkeit, treppenförmiger Temperaturanstieg bis 40 °C und höher, Kopfschmerzen und häufig Verstopfung.
   Stadium II (fastigii/2.–3. Woche): Fieberkontinua um etwa 39–40 °C, Somnolenz, Leber-Milzschwellung, Bradykardie, bräunlich belegte Zunge mit freibleibenden rötlichen Rändern (typ. Typhuszunge), erbsbreiartige Stühle, Roseolen (linsengroße rötliche Flecken) verschwinden bei Glasspateldruck, BSG stark beschleunigt (Leukopenie!).
   Stadium III (decrementi 4. Woche): Aufhellung des Bewußtseins sowie lytischer Fieberabfall.

5. Geben Sie eine Beschreibung über die pathophysiologisch ablaufenden Vorgänge bei Typhus abdominalis!
   Die Bakterien gelangen über den Magen-Darm-Kanal in den menschlichen Körper. Durch das Lymphgewebe der Darmwand gelangen die Bakterien in die Blutbahn. Sie vermehren sich und es kommt zur Typhusbakteriensepsis (Stadium II). Bakterien können in diesem Stadium im Blut objektiviert werden. In den Peyerschen Plaques (Lymphgewebe des Dünndarms) kommt es zur Entzündung. Es kommt in der 3. Krankheitswoche zur Verschorfung im Bereich des Lymphgewebes. Im weiteren Verlauf beginnt der geschwürige Zerfall mit Typhusbakterienausscheidung im Stuhl.

6. Welche Komplikationen können bei Typhus abdominalis auftreten?
   Darmblutungen (durch geschwürigen Zerfall der Darmlymphknoten)
   Darmperforation (mit Folge einer Peritonitis)
   Myokarditis
   Bronchopneumonie
   Cholangitis/Cholezystitis
   Parotitis

7. Welche anderen Erkrankungen sind vom Typhus abzugrenzen?
   Parathyphus, Miliar-Tbc, Brucellose, Malaria, Fleckfieber, Grippe, Ruhr.

Hämorrhagisches Fieber

Meldepflicht bei Verdacht, Erkrankung und Tod.

1. Kennen Sie andere Bezeichnungen für hämorrhagisches Fieber?
   Lassa-Fieber, Ebolaviruskrankheit, Marburgviruskrankheit u. a.

2. Wo kommt das hämorrhagische Fieber vor?
   Asien, Ost- und Südeuropa.

3. Wie heißen die Erreger bei dem hämorrhagischen Fieber?
   Verschiedene Viren (z. B. Marburg-Virus u. a.)

4. Wie erfolgt die Übertragung bei hämorrhagischem Fieber?
   Die Übertragung erfolgt durch Mäuse-Milben, Zecken, Mücken sowie Bisse kleiner Nagetiere.

5. Wie lange ist die Inkubationszeit bei hämorrhagischem Fieber?
   Etwa 3–16 Tage.

6. Schildern Sie das Krankheitsbild bei hämorrhagischem Fieber!
   Plötzlich hohes Fieber bis 40 °C, Übelkeit, Erbrechen, Hautblutungen, Pneumonie, Neigung zur Kachexie, Myalgien, Exsikkose, Bewußtseinstrübung und evtl. Schock.

7. Welche anderen Erkrankungen müssen vom hämorrhagischem Fieber abgegrenzt werden?
   Leptospirosen
   Rückfallfieber
   Glomerulonephritis
   Influenza
   Röteln
   Sepsis

Cytomegalie

Meldepflicht bei Erkrankung und Tod.

1. Wie heißt der Erreger der Cytomegalie?
   Cytomegalie-Virus (steht dem Herpes-Virus nahe)

2. Wie lange ist die Inkubationszeit bei Cytomegalie?
   Etwa 2–10 Wochen

3. Wie erfolgt die Übertragung bei Cytomegalie?
   Diaplazentare Übertragung
   Perinatale Übertragung

4. Wie sieht das klinische Bild der Cytomegalie-Infektion im Erwachsenenalter aus?
   Die Virusinfektion verläuft im Erwachsenenalter fast immer stumm. Eine Manifestation der Erkrankung findet sich bei abwehrgeschwächten erwachsenen Infizierten in Form von:
   Asymptomatische Infektion
   Grippeähnliche Symptome
   Hepatitis
   Geschwüre im Magen-Darmbereich
   Ösophagitis
   Pneumonie
   u. a.

5. Zu welchen Erscheinungen kann es bei congenitaler Cytomegalie-Infektion kommen?
   Hepatosplenomegalie
   Mikrozephalus
   Hydrozephalus
   Hirnblutungen
   Anfallsleiden (Krämpfe)
   Cerebrale Hirnschäden
   Hämolytische Anämie
   u. a.

6. Welche anderen Erkrankungen müssen von der Cytomegalie abgegrenzt werden?
   Im neugeborenen Alter sind abzugrenzen:
   Morbus hämolyticus
   Listeriose
   Röteln
   Atemnotsyndrom

7. Welche Rolle spielt die Cytomegalie-Infektion unter den Embryopathien?
   Die Cytomegalie tritt unter den Embryopathien am häufigsten auf.

Listeriose

Meldepflicht bei Erkrankung und Tod.

1. Nennen Sie den Erreger der Listeriose!
   Listeria monocytogenes

2. Wie erfolgt die Übertragung der Listeriose?
   Überträger sind Rind, Schaf, Ziege, Schwein, Hühner und Nager. Sehr viel häufiger kommt es zur diaplazentaren Übertragung.

3. Beschreiben Sie das klinische Bild der Listeriose im Erwachsenenalter!
   Meist stummer Verlauf. Falls es zur Manifestation der Erkrankung kommt, können sich folgende Erscheinungen zeigen:

Grippeähnliche Symptome
Angina
Meningitis/Enzephalitis
Keratokonjunktivitis
u. a.

4. Falls eine diaplazentare Übertragung in den letzten Graviditätswochen stattfindet, besteht die Gefahr einer Fetopathie. Was sind die Folgen?
Häufig Frühtotgeburten
Frühgeburt
Meningitis
Enzephalitis
Geistige Störungen
Körperliche Entwicklungsstörungen

5. Welche differentialdiagnostischen Überlegungen sind anzustellen?
Bei Neugeborenen-Listeriose:
Toxoplasmose
Neugeborenen-Ikterus
Zytomegalie
Lues
Erythroblastose (= Morbus hämolyticus)

6. Ab wann ist eine listeriosekranke schwangere Frau als Infektionsquelle für das Kind zu betrachten?
Etwa ab dem 5. Schwangerschaftsmonat.

7. Gibt es gegen Listeriose eine Impfprophylaxe?
Nein.

Angeborene Syphilis

Meldepflicht bei Erkrankung und Tod.

1. Wie heißt der Erreger der Syphilis connata?
Treponema pallidum

2. Ab dem wievielten Schwangerschaftsmonat ist eine diaplazentare Übertragung möglich?
   Ab dem 5. Schwangerschaftsmonat.

3. Können Aborte vor dem 5. Schwangerschaftsmonat auf eine Syphilis beruhen?
   Nein.

4. Zu welchen Erscheinungen kann es bei der angeborenen Syphilis kommen?
   Pemphigus syphiliticus (bullöse/ulzeröse Exantheme an Handflächen und Fußsohlen)
   Leber-Milzvergrößerung
   Anämie
   Koryza syphilitica (eitriger Schnupfen)

5. Welche Erscheinungen können bei angeborener Syphilis im Schulalter auftreten (Lues connata tarda)?
   Exantheme
   Hutchinson-Trias (Innenohr-Schwerhörigkeit, Keratitis, Tonnenzähne)
   Sattelnase
   Säbelscheidentibia
   Verschiedene Organerkrankungen (Milz, Leber u. a.)

6. Welche Erkrankungen müssen von der angeborenen Syphilis abgegrenzt werden?
   Nasen-Diphtherie
   Schnupfen
   Poliomyelitis
   Skabies
   Ernährungsstörungen
   Toxoplasmose
   Hepatitis
   Pneumonie

Toxoplasmose

Meldepflicht bei Erkrankung und Tod.

1. Wie heißt der Erreger der Toxoplasmose?
   Toxoplasma gondii

2. Wie erfolgt die Übertragung der Toxoplasmose?
   Schmutz-, Schmierinfektion (Übertragung von der Katze)
   Konnatale Übertragung

3. Wann erfolgt vorwiegend bei einer toxoplasmosekranken schwangeren Frau der Erregerübertritt über Plazenta und Nabelschnur?
   Meist im 2.–3. Trimenon (dies kann zur Fetopathia toxoplasmotica führen).

4. Welche Befunde können sich bei angeborener Toxoplasmose zeigen?
   Todgeburt
   Frühgeburt
   Hydrozephalus
   Chorioretinitis
   Leber-Milz-Tumor
   Ikterus
   Hirnverkalkung

5. Ist eine Toxoplasmose vor der Schwangerschaft für die Frucht gefährlich und behandlungsbedürftig?
   Nein.

6. Welche anderen Erkrankungen sind von der Toxoplasmose abzugrenzen?
   Pfeiffersches Drüsenfieber
   Lymphdrüsen Tbc
   Maligne Lymphome

7. Welche vorbeugenden Maßnahmen zum Schutz vor Toxoplasmose würden Sie einer schwangeren Patientin empfehlen?

Vorsicht im Umgang mit Tieren.
Kein Verzehr von roher Milch und rohem Fleisch.

8. Gibt es eine Impfprophylaxe für Toxoplasmose?
   Nein.

Rötelnembryopathie

Meldepflicht bei Erkrankung und Tod.

1. Wie heißt der Erreger bei Röteln?
   Rötelnvirus.

2. Wie erfolgt die Übertragung bei Rötelnembryopathie?
   Diaplanzentare Übertragung.

3. Wie lange ist die Inkubationszeit?
   16–18 Tage.

4. Innerhalb welcher Zeit ist eine Übertragung während der Schwangerschaft von der Mutter auf die Frucht möglich?
   In den ersten 3. Schwangerschaftsmonaten ist eine Infektion möglich.

5. Wie kann sich eine Fruchtschädigung zeigen?
   Katarakt
   Taubstummheit
   Angeborene Herzfehler (Ductus arteriosus Botalli)
   Cerebrale Schäden
   Wachstumsstörungen

6. Gibt es eine Röteln-Impfprophylaxe?
   Ja.

7. Welche anderen congenitalen Erkrankungen müssen abgegrenzt werden?
   Cytomegalie
   Syphilis
   Toxoplasmose

Brucellose

Meldepflicht bei Erkrankung und Tod.

1. Nennen Sie die Erreger der Brucellose!
   Brucella melitensis (Maltafieber)
   Brucella abortus (Bangsche Krankheit)
   Brucella suis
   Brucella canis

2. Was versteht man unter Brucellosen?
   Es handelt sich hierbei um einen Sammelbegriff für verschiedene Infektionserkrankungen bei Mensch und Tier, welche durch Tiere übertragen und durch Brucellen ausgelöst werden.

3. Welche Brucellose-Infektion ist in Mitteleuropa am wichtigsten?
   Bangsche Krankheit.

4. Nennen Sie die Inkubationszeiten sowie die Tiere, welche die Brucellosen übertragen!
   Maltafieber: 1–3 Wochen (Schafe, Ziegen, Schweine)
   Bangsche Krankheit: 2 Wochen bis wenige Monate (Rinder)
   Brucella suis: 2 Wochen bis wenige Monate (Schweine)
   Brucella canis: äußerst selten bei Menschen (Hunde)

5. Wie erfolgt die Übertragung bei Brucellose?
   Kontaktinfektion mit erkrankten Tieren
   Orale Aufnahme der Erreger durch Lebensmittel
   Aerogene Infektion durch Einatmen (Ställe usw.)

6. Beschreiben Sie das klinische Bild der Brucellose!
   Bangsche Krankheit: Prodromi mit Kopf-, Muskel-, Rückenschmerzen. Störungen im Magen-Darm-Trakt finden sich häufig. Im Stadium der Generalisation kommt es zur Bakteriämie mit Übelkeit, Erbrechen und Durchfall. Im folgenden Stadium der Organmanifestation kommt es zu dem charakteristischen undulierenden Fieber. Das Fieber nimmt in einigen Fällen bis auf 40 °C zu, welches dann etwa für 30 Tage in die-

sem Stadium bestehen bleibt. Es folgt dann eine fieberfreie Zeit, auf welche eine weitere Fieberphase wie zu Beginn folgt (undulierend = wogend).

7. Welche Komplikationen können bei Bangscher Krankheit auftreten:
   Myokarditis
   Endokarditis
   Pneumonie
   Exantheme
   Nephritis
   Meningitis

8. Welche Berufsgruppen sind besonders von der Brucellose gefährdet?
   Tierärzte
   Metzger
   Landwirte

Diphtherie

Meldepflicht bei Erkrankung und Tod.

1. Wie heißt der Erreger der Diphtherie?
   Corynebacterium diphtheriae.

2. Wie wird die Diphtherie übertragen?
   Tröpfcheninfektion
   Übertragung durch infizierte Gegenstände.

3. Wie lange ist die Inkubationszeit bei Diphtherie?
   2–5 Tage (evtl. nur Stunden)

4. Welche Eigenschaften hat der Erreger Corynebacterium diphtheriae?
   Das Bakterium kann auf Haut und Schleimhäuten Entzündungen hervorrufen, welche bei Übertritt in das Blut schwere Organschädigungen verursachen können (bedingt durch die Toxine).

5. Wo kann sich die Diphtherie lokalisieren?
Man unterscheidet:
die Rachendiphtherie (benigne und maligne)
die Kehlkopfdiphtherie
die diphtherische Augenbindehaut-Entzündung
die Nasendiphtherie
die Wunddiphtherie

6. Mit welchen Symptomen kann eine Rachendiphtherie in Erscheinung treten?
Prodromi mit Abgeschlagenheit, Kopfschmerzen und Blässe. Meist findet sich mäßiges Fieber (38–39 °C), Halsschmerzen, Schluckbeschwerden und trotz geringen Fiebers ein schneller Puls. Die Tonsillen sind geschwollen und stark gerötet. Innerhalb kurzer Zeit findet sich dann ein weißer, flächenhafter Belag, welcher sich **nicht** wegwischen läßt und bei Berührung eine Neigung zum Bluten zeigt. Charakteristisch ist ein auffallender süßlich-leimartiger Mundgeruch. Die lokalen Halslymphknoten sind geschwollen (sog. Zäsarenhals).

7. Welche Komplikationen können bei Diphtherie auftreten?
Durch die Toxinwirkung kann es zu Schädigung von Herz und Nervengewebe kommen (Myokarditis, Kreislaufschädigung, Gefäßlähmung u. a.).
Erstickung
Zwerchfell-Lähmung
Pneumonie

8. Welche anderen Erkrankungen sind differentialdiagnostisch von der Diphtherie abzugrenzen?
Angina tonsillaris (wegwischbare Eiterpfröpfe, keine Blutungen bei dem Versuch, Beläge wegzuwischen; meist lokale Begrenzung der Beläge, höheres Fieber, Puls ist bei Diphtherie im Verhältnis zum Fieber höher, gerötetes Fiebergesicht)
Angina Plaut-Vincent (keine Blässe, keine Abgeschlagenheit, keine Zyanose)
Pfeiffersches Drüsenfieber
Agranulozytose
Leukämie
Bronchiolitis

Rhinitis
Lues

9. Zu welchen Lähmungserscheinungen kann es bei Diphtherie kommen?
Gaumensegellähmung
Augenmuskellähmung

10. Welche Symptome zeigen sich bei der Kehlkopfdiphtherie?
Kruppartiger Husten (bellend)
Heiserkeit
Pfeifende Atemgeräusche (Stridor)
Ausgedehnte Beläge
Zyanose
Unruhezustände

11. Welche Untersuchung sichert eine überstandene Diphtherie-Infektionserkrankung?
Dreimaliger hintereinander durchgeführter negativer Nasen-, Rachen- und Gaumenabstrich sichern eine überstandene Diphtherie.

12. Kennen Sie einen diagnostischen Test, welcher eine Empfindlichkeit oder Immunität gegen Diphtherie anzeigt?
Schick-Test

13. Nennen Sie Möglichkeiten der Vorbeugung gegen Diphtherie!
Aktive Immunisierung (Mehrfachimpfung)
Passive Immunisierung (Diphtherieserum)

Gelbfieber

Meldepflicht bei Erkrankung und Tod.

1. Um was für eine Krankheit handelt es sich bei dem Gelbfieber?
Das Gelbfieber ist eine tropische Virus-Infektionserkrankung in Afrika und Mittel- und Südamerika, welche durch Stechmücken übertragen wird.

2. Wie heißt der Erreger des Gelbfiebers?
   Gelbfieber-Virus (Flavi-Viren)

3. Wie lange ist die Inkubationszeit bei Gelbfieber?
   3–6 Tage

4. Schildern Sie das klinische Bild bei Gelbfieber!
   Es kommt plötzlich zu hohem Fieber 39–40 °C. Dabei findet sich Übelkeit, Erbrechen, Kopf- und Gliederschmerzen, Nasenbluten und Ikterus. Nach einer fieberfreien Pause von 1–2 Tagen erneut Fieber. Im weiteren Verlauf kann es zur Leberschädigung und Urämie kommen. In schweren Verläufen findet sich Myokarditis sowie Anämie.

5. Besteht nach durchgemachter Infektion eine Immunität?
   Ja.

6. Welche anderen Erkrankungen sind vom Gelbfieber abzugrenzen?
   Malaria
   Morbus Weil
   Rückfallfieber
   Rickettsiosen
   Virus-Hepatitis
   Schwarzwasserfieber
   Influenza
   Typhus

7. Gibt es eine Impfprophylaxe gegen Gelbfieber?
   Ja (17D-Impfstoff)

Leptospirosen

Meldepflicht bei Erkrankung und Tod.

1. Nennen Sie die Erreger der Leptospirosen!
   Man unterscheidet mehrere verschiedene Erreger. Die wesentlichen sind:

L. icterohaemorrhagiae (Weil'sche Krankheit)
L. grippotyphosa (Feldfieber)
L. canicola (Hundestaupe)

2. Nennen Sie allgemeine Symptome bei Leptospirosen!
Akuter Beginn mit Schüttelfrost
Biphasische Fieberkurve
Gelenk- und Nervenschmerzen
Hypotonie
Bradykardie
Meningitische Zeichen
Nach fieberfreien Pausen kann es zur Organmanifestation in Form einer Iridozyklitis (= Entzündung der Iris und des Ziliarkörpers) kommen.

3. Nennen Sie spezifische Erscheinungen bei der **schweren** Weil'schen Erkrankung!
Ikterus
Nierenschädigungen
Urämie
Hämorrhagische Diathese
Leber-Milztumor

4. Wie können Leptospirosen-Infektionen nachgewiesen werden?
In der 1. Krankheitswoche gelingt der Nachweis im Blut, Urin und Liquor (mikroskopisch und kulturell).
Im weiteren Krankheitsverlauf kann der Nachweis im Blut durch Agglutination und Komplementbindungsreaktion nachgewiesen werden (Antikörper).

5. Besteht nach durchgemachter Leptospirose eine Immunität?
Ja, jedoch eine typenspezifische Immunität.

6. Nennen sie die durchschnittliche Inkubationszeit der Leptospirosen!
Etwa 6–12 Tage.

7. Welche Erkrankungen sind differentialdiagnostisch abzugrenzen?
Influenza, Typhus, Pneumonie, Meningitis, Enzephalitis, Virushepatitis.

Malaria

Meldepflicht bei Erkrankung und Tod.

1. Kennen Sie noch andere Bezeichnungen für die Malaria?
   Sumpffieber, Wechselfieber.

2. Nennen Sie die Erreger der Malaria!
   Plasmodium vivax und P. ovale (Malaria tertiana)
   Plasmodium malariae (Malaria quartana)
   Plasmodium faciparum (Malaria tropica)

3. Wie erfolgt die Übertragung der Malaria?
   Die Übertragung erfolgt durch den Stich einer infizierten weiblichen Anophelesmücke. Malaria kann aber auch durch Bluttransfusion sowie kontaminierte Spritzen übertragen werden.

4. Beschreiben Sie das Krankheitsbild der Malaria!
   Malaria tertiana: Unregelmäßiges Fieber ohne Schüttelfrost, nach fieberfreier Pause beginnt das typische Wechselfieber. Dauer eines Fieberanfalls etwa 8–16 Stunden, danach ein Tag Fieberfreiheit. Das Fieber steigt dann wieder auf Werte um 40 °C welches wieder von einem kritischen Fieberabfall gefolgt wird. Charakteristisch ist eine Schwellung von Milz und Leber.
   Malaria quartana: Fieberschübe jeden 3. Tag.
   Malaria tropica: Meist uncharakteristische Symptomatik mit Mattigkeit, Meningitische Reizzeichen, Leibschmerzen und Durchfall.

5. Nennen Sie die Inkubationszeiten bei Malaria!
   Malaria tertiana: 8–20 Tage
   Malaria quartana: 3–17 Tage
   Malaria tropica: 7–14 Tage

6. Welche anderen Erkrankungen sind von der Malaria abzugrenzen?
   Grippe
   Leptospirose
   Adenovirus-Infektion
   Hepatitis

Pfeiffersches Drüsenfieber
Typhus/Paratyphus
Brucellose

7. Welche Bedeutung hat die Malaria zu anderen Infektionskrankheiten?
Etwa 200 Millionen Malaria-Erkrankte sollen jährlich auftreten, von den zwei Millionen einen tödlichen Krankheitsverlauf nehmen.

Meningitis/Enzephalitis

Meldepflicht bei Erkrankung und Tod.

1. Was versteht man unter einer Meningitis?
Meningitis = Entzündung der Meningen (Entzündung der harten und weichen Hirnhaut sowie Rückenmarkshaut)

2. Was bedeutet Enzephalitis?
Enzephalitis = Gehirnentzündung

3. Durch welche Erreger kann es zu einer Meningitis kommen?
Bakterien
Viren
Pilze
Protozoen

4. Durch welche Erreger wird Meningitis epidemica (epidemische Genickstarre) übertragen?
Meningokokken (Neisseria meningitidis), Übertragung: Tröpfcheninfektion

5. Wie lange ist die Inkubationszeit bei der epidemischen Meningitis?
Etwa 3–10 Tage

6. Schildern Sie das Krankheitsbild der epidemischen Genickstarre!
Plötzlicher Beginn mit hohem Fieber, Kopfschmerzen und Erbrechen. Charakteristisch findet sich Nackensteifigkeit, Unruhe, Mattigkeit mit den typischen Reizzeichen:

Positives Kernig-Zeichen (gestreckte Beine können nicht hochgehoben werden)
Opisthotonus (tonischer Krampf der Rückenmuskulatur)
Jagdhundstellung
Positives Brudzinski-Zeichen (= reflektorisches beugen der Kniegelenke bei Anhebung des Kopfes)
Positives Kernig-Zeichen (= Unmöglichkeit der Streckung der in Hüfte und Knie gebeugten Beine im Sitzen)
Positives Laségue-Zeichen (beim Anheben des gestreckten Beines kommt es infolge der Dehnung zu starken Schmerzen)
Weiterhin findet sich häufig:
Kiefersperre
Lichtscheuheit
Augenmuskelstörungen sowie evtl. Stauungspapille

7. Wo können Erreger nachgewiesen werden?
Nachweis gelingt häufig durch Abstrich (Nasen-Rachen-Raum), Lumbalpunktion aus dem Liquor cerebrospinalis und evtl. aus dem Blut.

8. Welche Folgen können sich nach durchgemachter Meningitis epidemica einstellen?
Hydrozephalus (Wasserkopf)
Cerebralschäden

9. Welche anderen Erkrankungen sind differentialdiagnostisch auszuschließen?
Andere fieberhafte Erkrankungen
Mumps
Virus-Meningitis
Bei auftretendem Exanthem:
Röteln
Masern
Typhus
Windpocken

10. Nennen Sie Erreger bei Virus-Meningoenzephalitis!
    Herpes simplex-Virus
    Echo-Viren
    Mumps-Virus
    Coxsackie-Virus

11. Mit welchen Symptomen kann eine Virus-Meningoenzephalitis in Erscheinung treten?
    Hohes Fieber
    Meningeale Reizzeichen
    Geistige und emotionale Wesensveränderungen
    Bewußtseinsstörungen
    Paresen
    Exantheme

Q-Fieber

Meldepflicht bei Erkrankung und Tod.

1. Kennen Sie noch andere Bezeichnungen für Q-Fieber?
   Queensland-Fieber, Balkangrippe, Krimfieber.

2. Um was für eine Erkrankung handelt es sich bei Q-Fieber?
   Q-Fieber ist eine durch Rickettsien (Coxiella burneti) verursachte Zoonose, welche weltweit vorkommt.

3. Wie erfolgt die Übertragung der Balkangrippe?
   Die Übertragung erfolgt durch direkten Kontakt mit infizierten Tieren (insbesondere Schafe). Eine aerogene Infektion über infizierte Materialien (Stroh, Heu usw.) ist ebenfalls möglich.

4. Wie lange ist die Inkubationszeit bei Q-Fieber?
   Ca. 2–3 Wochen

5. Schildern Sie das klinische Bild bei Q-Fieber!
   Plötzlicher Beginn mit Fieber, welches in ein Kontinua für 3–10 Tage übergeht (39–40 °C). Es kommt zu starken Kopfschmerzen, Glieder-

schmerzen, Bradykardie. Häufig finden sich atypische bronchopneumonische Herdbefunde.

6. Besteht nach durchgemachter Infektion eine Immunität?
   Ja.

7. Welche anderen Erkrankungen sind vom Q-Fieber differentialdiagnostisch abzugrenzen?
   Fleckfieber
   Typhus
   Influenza
   Pneumonie
   Tuberkulose

8. Ist eine Übertragung bei Q-Fieber von Mensch zu Mensch möglich?
   Nein.

9. Welche Bedeutung hat das Q-Fieber in Hinblick auf Krankheitshäufigkeit?
   Von 1948 bis 1979 wurden in Deutschland 4300 Erkrankte mit mindestens 40 Todesfällen gemeldet.

Rotz

Meldepflicht bei Erkankung und Tod.

1. Wie wird Rotz auch bezeichnet?
   Malleus

2. Um was für eine Erkrankung handelt es sich bei Malleus?
   Rotz ist eine Infektionskrankheit bei Tieren (insbesondere Einhufern, Pferd, Esel), welche auf den Menschen übertragbar ist. Man unterscheidet akute und chronische Verläufe.

3. Wie heißt der Erreger des Malleus?
   Malleomyces mallei

4. Wie lange ist die Inkubationszeit bei Rotz?
   3–5 Tage

5. Nennen Sie Erscheinungen, die bei Rotz auftreten können?
   Prodromi mit Fieber
   Infiltrationen, Pusteln und Abszesse der Haut (bes. Hände und Gesicht)
   Geschwüre der Bindehaut, Nasen-, Rachen- und Kehlkopfschleimhaut.

6. Kennen Sie Sonderformen des Rotz?
   Chronischer Rotz
   Nasenrotz

7. Welche Bedeutung hat Malleus in Hinblick auf die Krankheitshäufigkeit?
   Malleus tritt heute auf der ganzen Welt nur noch äußerst selten auf.

Trachom

Meldepflicht bei Erkrankung und Tod.

1. Kennen Sie noch andere Bezeichnungen für Trachom?
   Ägyptische Augenkrankheit, Körnerkrankheit, Conjunctivitis granulosa.

2. Was ist Trachom für eine Erkrankung?
   Die Ägyptische Augenkrankheit ist in warmen Ländern mit unhygienischen Lebensverhältnissen eine chronische Keratokonjunktivitis, welche ohne Behandlung zur Erblindung führt.

3. Wie heißt der Erreger der Conjunctivitis granulosa?
   Chlamydia trachomatis

4. Wie erfolgt die Übertragung bei Trachom?
   Schmierinfektion.

5. Wie lange ist die Inkubationszeit bei Trachom?
   6–10 Tage.

6. Welches klinische Bild zeigt sich bei der Ägyptischen Augenkrankheit?
   Langsamer Verlauf
   Follikuläre, papilläre Hyperplasie
   Vernarbungen

7. Welche anderen Erkrankungen sind differentialdiagnostisch von Trachom abzugrenzen?
   Bakterielle Konjunktivitis
   Einschlußkonjunktivitis

8. Kann Trachom behandelt werden?
   Hochdosierte Gaben von Antibiotika können die Ägyptische Augenkrankheit heilen.

Trichinose

Meldepflicht bei Erkrankung und Tod.

1. Wie heißen die Erreger der Trichinose?
   Trichinella spiralis

2. Um was für eine Infektionskrankheit handelt es sich bei der Trichinose?
   Die Trichinose ist eine Wurmerkrankung des Menschen. Die Übertragung erfolgt durch den Genuß von nicht ausreichend erhitztem (Schweine-) Fleisch. Nach Aufnahme von trichinhaltigem Fleisch gelangen die Larven vom Darm in die quergestreifte Muskulatur des Menschen. Die Trichinen kapseln sich dort ein, welche eine Lebensdauer von über zehn Jahren haben können.

3. Wie lange ist die Inkubationszeit bei Trichinose?
   Ca. 1 Woche bei Darmtrichinose, Invasionsstadium: 2–8 Wochen

4. Welche Erscheinungen können durch die Trichinen verursacht werden?
   Bei Darmtrichinose: Gastrointestinale Beschwerden, Übelkeit, Erbrechen, Mattigkeit, leichtes Fieber sowie evtl. schwere Durchfälle und Tod.
   Bei Muskeltrichinose: Hohes Fieber, Muskelschmerzen, Steifheitsgefühl, Gesichts- und Lidödeme, auffallende Eosinophilie, Muskelverhärtung sowie evtl. Myokarditis.

5. Besteht nach durchgemachter Trichinose eine Immunität?
   Nein.

6. Ist eine Übertragung bei Trichinose von Mensch zu Mensch möglich?
   Nein.

7. Welche anderen Erkrankungen müssen von der Trichinose differentialdiagnostisch abgegrenzt werden?
   Andere gastrointestinale Erkrankungen (andere Parasiten)
   Allergien
   Neurotische Ödeme
   Myositis
   Kollagenerkrankungen
   Enzephalitis

8. Wann gelingt der Larvennachweis frühestens aus dem Blut?
   Ab dem 9. Tag.

Tuberkulose

Meldepflicht bei Erkrankung und Tod.

1. Nennen Sie die Erreger der Tuberkulose!
   Mycobacterium tuberculosis (Typus humanus/Mensch Typus bovinus/Rind)

2. Wer hat das Tuberkelbakterium wann entdeckt?
   Robert Koch, 1882.

3. Wie erfolgt die Übertragung der Tuberkulose?
Tröpfcheninfektion (über 95 %)
Indirekte Kontaktinfektion (z. B. Laborpersonal)
Infizierte nicht pasteurisierte Kuhmilch (Typus bovinus)

4. Wie lange ist die Inkubationszeit bei Tuberkulose?
Die Zeit vom Eindringen der Tbc-Bakterien bis zur Tuberkulinkonversion beträgt 4–6 Wochen. Die Zeit bis zum Auftreten des Primäraffektes 4–12 Wochen.

5. Durch welche Eintrittspforten können Erreger in den menschlichen Körper gelangen?
Lungen, Tonsillen und Darm (vereinzelt Hautwunden).

6. Nennen Sie die Organe, die an einer Tuberkulose erkranken können!
Lungen, Nieren, Lymphknoten, Kehlkopf, Darm, Bauchfell, Gelenke und Knochen, Sehnenscheiden, Meningen, Haut, Augen und Geschlechtsorgane.

7. Bei der Tuberkulose unterscheidet man drei Verlaufsstadien. Wie heißen diese Stadien und zu welchen Erscheinungen kommt es?
1. Primärstadium: Es kommt zur Ausbildung des sogenannten Primärinfektes, dabei finden sich lokale Entzündungen meist im Bereich der Lungen. Die regionären Lymphknoten erkranken ebenfalls und man spricht von einem Primärkomplex. Es findet sich dann Husten, Gewichtsabnahme und charakteristische Angaben über Nachtschweiß. Die BSG kann dabei leicht beschleunigt sein. Der genannte Primärkomplex kann unter Narbenbildung (häufig auch Verkalkung) ausheilen, oder als Ausgangspunkt nach Jahren zur Ausbreitung der Tuberkulose werden.
2. Sekundärstadium: In diesem Stadium kommt es zur Generalisation. Dabei kommt es zur Ausbreitung über die Blutwege, Lymphwege oder Bronchialverzweigungen (offene Tbc). Man unterscheidet dann Miliartbc. und tuberkulöse Meningitis, welche ausheilen oder in das Latenzstadium übergehen können.

3. Stadium = Tertiärstadium/Spätform: Das Tertiärstadium bezeichnet die verschiedenen Organtuberkulosen, die sowohl durch Aktivwerden ruhender Herde als auch durch Superinfektionen entstehen können. Die häufigste Organtuberkulose ist die chronische Lungentuberkulose.

8. Welche Faktoren fördern das Entstehen einer tuberkulösen Infektion?
Unter- bzw. Fehlernährung
Mangelnde Sauberkeit
Schlechte Wohnverhältnisse (Nässe, schlechte Belüftung usw.)
Übermäßiger Streß
Psychische Krisen
Schlafentzug
Konstitution

9. Welche anderen Erkrankungen sind differentialdiagnostisch von einer Tuberkulose abzugrenzen?
Granulomatose
Sarkoidose
Tumoren
Bei Lungensymptomatik:
Pneumonien
Lungenabszeß
Aktinomykose-
Bei meningitischer Symptomatik:
Bakterielle Meningitis
Hirntumor
Enzephalitis
Schädel-Hirn-Trauma u. a.

10. Was ist der sicherste Nachweis für eine Tuberkulose?
Der sicherste Nachweis einer tuberkulösen Erkrankung ist der positive Erregernachweis in Kultur- bzw. Tierversuch (offene Tbc.). Jedoch schließt ein negativer Befund eine Tuberkulose **nicht** aus (evtl. geschlossene Tbc).

11. Was bedeutet Superinfektion?
Eine Superinfektion ist die neuerliche Infektion bei noch bestehendem Primärinfekt und unvollständiger Immunität mit gleichem Erreger (Zweitinfektion).

Virushepatitis

Meldepflicht bei Erkrankung und Tod.
Siehe unter „Hepatitis" Seite 120

WICHTIG: Fragen zur Erkrankung an Virushepatitis werden bei der behördlichen Überprüfung der Gesundheitsämter mit am häufigsten an Heilpraktiker-Anwärter gestellt.

Gasbrand/Gasödem

Meldepflicht bei Erkrankung und Tod.

1. Durch welche Erreger wird der Gasbrand verursacht?
   Clostridium perfringens, Clostridium novii und Clostridium septicum sind die häufigsten Krankheitserreger bei Gasbrand.

2. Wie lange ist die Inkubationszeit bei Gasbrand?
   Meist wenige Stunden bis zu max. fünf Tagen.

3. Wodurch kommt es zu einem Gasödem?
   Gasbrand (früher Hospitalbrand) wird durch verschmutzte Wunden mit bazillenhaltiger (Clostridien-Toxine) Erde hervorgerufen.

4. Welcher Gruppe von Krankheitserregern werden die Clostridien zugerechnet?
   Grampositive Anaerobier.

5. Schildern Sie das klinische Bild bei Gasbrand!
   Im Verlauf der Erkrankung ist eine auffallende Schwellung im Bereich der Wunde zu beobachten. Es kommt dabei zu starken Schmerzen, üblen Geruch sowie Blasenbildung. Bei Berührung des erkrankten Gewebes hört man das charakteristische Knistern der Gasbläschen. Dabei beobachtet man ein Ödem mit gelbbraun bis blauschwarzes Aussehen. Weiterhin findet sich leichtes Fieber, Pulsbeschleunigung und verminderte Harnausscheidung. Die gefürchteste Komplikation ist das Gasgangrän, welches in den meisten Fällen zum Tode führt.

6. Besteht nach durchgemachtem Gasbrand eine Immunität?
   Nein.

7. Kennen Sie Sonderformen des Gasödems?
   Traumatische Uterusinfektion mit Septikämie
   Evtl. Nahrungsmittelvergiftung durch Clostridien (selten!)
   Darmbrand

8. Welche anderen Erkrankungen sind differentialdiagnostisch abzugrenzen?
   Hautemphysem
   Phlegmone
   Mischinfektionen

9. Durch welche Maßnahmen kann ein Gasödem behandelt werden?
   Chirurgische Maßnahmen
   Gasödem-Antitoxin
   Antibiotika

Tetanus

Meldepflicht bei Erkrankung und Tod.

1. Wie wird der Tetanus auch bezeichnet?
   Wundstarrkrampf

2. Wie heißt der Erreger bei Tetanus?
   Clostridium tetani (Anaerobier)

3. Wie kommt es zur Krankheitsübertragung?
   Der Erreger Clostridium tetani befindet sich in Erde, Staub, gedüngte Felder oder alten Hölzern. Meist wird der Erreger durch Bagatellverletzungen (auch kleinste Hautverletzungen) in den Körper übertragen.

4. Wie lange ist die Inkubationszeit bei Tetanus?
   Etwa 4–14 Tage.

5. Beschreiben Sie das Krankheitsbild beim Wundstarrkrampf!
Zu Beginn häufig Kopfschmerzen, Mattigkeit und Reizbarkeit. Als Leitsymptome treten in Erscheinung: Tonische und klonische Krämpfe der quergestreiften Muskulatur (Risus sardonicus = krampfhaftes Lachen, Trismus = Kieferklemme). Weiterhin beobachtet man Nacken- und Rückensteifigkeit (Optisthotonus) sowie Kahnbauch (= eingezogene Bauchdecken). Die Patienten sind bewußtseinsklar. Generalisierte Krämpfe können durch Berührung, Licht und andere äußere Reize ausgelöst werden.

6. Was versteht man unter einer Tetanie (häufige Verwechslung mit Tetanus)?
Tetanie = Neuromuskuläre Überregbarkeit infolge einer Verminderung des ionisierten Calciums.

7. Was ist die wirksamste prophylaktische Maßnahme bei unverletzten Personen?
Tetanus-Adsorbat-Impfung.

8. Besteht nach durchgemachter Tetanie eine lebenslange Immunität?
Nein.

9. Was versteht man unter Tetanus neonatorum?
Neugeborenentetanus, welcher durch eine Infektion des Nabels mit Tetanusbazillen verursacht wird.

10. Welche anderen Erkankungen sind bei Tetanus auszuschließen?
Tetanie
Intoxikation (Strychnin)
Meningitis/Enzephalitis

Influenza

Meldepflicht bei Tod.

1. Wie heißen die Erreger der epidemischen Grippe?
Influenzaviren (man unterscheidet drei Typen: Virus A, B, C)

2. Wie wird die Virusgrippe übertragen?
   Tröpfcheninfektion (am häufigsten)
   Aerogene Infektion
   Infizierte Gegenstände

3. Wie lange ist die Inkubationszeit bei Influenza?
   1–4 Tage

4. Wie viele Menschen starben an der letzten großen Influenza-Pandemie?
   20 Millionen Menschen auf der Welt starben etwa um 1918 an Influenza.

5. Schildern Sie den Krankheitsverlauf bei Virusgrippe!
   Die Influenza beginnt mit Fieber ohne Prodromi nach einer Inkubationszeit von 1–4 Tagen. Es besteht ein starkes Krankheitsgefühl, Mattigkeit, Kollapsneigung, Kopf- und Gliederschmerzen sowie gelegentlich auch Brechreiz, Leibschmerzen und evtl. Durchfall. Charakteristisch sind die katarrhalischen Erscheinungen (Entzündungen der mittleren und tiefen Atemwege). Die Rekonvaleszenz dauert lange und ist häufig begleitet von Müdigkeit und Schweißausbrüchen.

6. Zu welchen Komplikationen kann es bei Virusgrippe kommen?
   Pneumonien
   Bronchitis
   Bronchiolitis (bei Säuglingen und Kleinkindern)
   Pleuritis
   Otitis
   Sinusitis
   Myokarditis
   Perikarditis
   Herzrhythmusstörungen
   Kreislaufkollaps
   Meningitis/Enzephalitis

7. Gibt es ein spezifisch wirksames Medikament bei Virusgrippe?
   Nein, zur Zeit nicht.

8. Welche anderen Erkrankungen sind von Influenza abzugrenzen?
Pneumonien
Typhus
Miliartuberkulose
Evtl. Masern
u. a.

Keuchhusten

Meldepflicht bei Tod.

1. Nennen Sie andere Synonyme für den Keuchhusten!
Pertussis, Stickhusten

2. Wie heißt der Erreger bei Pertussis?
Haemophilus pertussis (Bordetella pertussis)

3. Wie erfolgt die Übertragung bei Keuchhusten?
Die Übertragung erfolgt durch direkten Kontakt mit an Stickhusten erkrankten Menschen (Tröpfcheninfektion).

4. Wie lange ist die Inkubationszeit bei Pertussis?
1–2 Wochen

5. Der Keuchhusten verläuft in drei Stadien. Wie heißen diese Stadien?
Stadium catarrhale
Stadium convulsivum
Stadium decrementi

6. Beschreiben Sie das klinische Bild bei Pertussis?
Stadium catarrhale: Das Anfangsstadium dauert etwa 1–2 Wochen und ist charakterisiert durch hartnäckigen Husten mit Schnupfen, Fieber und Hals-Schluckbeschwerden
Stadium convulsivum: Im Hauptstadium (Dauer etwa 3–6 Wochen) kommt es zu den typischen anfallsartigen schweren Hustenparoxysmen mit ziehender Einatmung. Stakkatoartige Hustenanfälle (etwa 10–50 Anfälle pro Tag) können zur Zyanose (Kinder werden blau) mit

Erbrechen führen. Schwere Hustenanfälle können zu Schleimhautblutungen und Lungenblähungen führen.
Stadium decrementi: Im Heilstadium kommt es zum Abklingen der Symptome.

7. Wie lange ist die Gesamtdauer des Keuchhustens?
   6–12 Wochen

8. Wer erkrankt am häufigsten an Pertussis?
   Kinder unter fünf Jahren. Bei Säuglingen kann diese Erkrankung lebensgefährlich sein!

9. Welche anderen Erkrankungen sind vom Stickhusten differentialdiagnostisch abzugrenzen?
   Grippale Infekte
   Pseudo-Krupp
   Fremdkörperaspiration
   Tracheitis
   Tbc

Masern

Meldepflicht bei Tod.

1. Wie heißt der Erreger bei Morbilli (Masern)?
   Morbillivirus

2. Wie erfolgt die Übertragung bei Masern?
   In den meisten Fällen Tröpfcheninfektion (evtl. auch über kontaminierte Gegenstände).

3. Wer erkrankt am häufigsten an Morbilli?
   Kinder zwischen 1–5 Jahren.

4. Wie lange besteht eine Ansteckungsfähigkeit?
   Die Infektiosität beginnt bereits 4–5 Tage vor Ausbruch des Exanthems. Eine besonders hohe Ansteckungsfähigkeit besteht im katarrha-

lischen Stadium, welche auch während der eigentlichen Masernerkrankung erhalten bleibt.

5. Wie lange ist die Inkubationszeit bei Masern?
   10–14 Tage, durchschnittlich 11 Tage

6. Schildern Sie das Krankheitsbild bei Morbilli!
   Charakteristischer Beginn mit: Plötzlich Fieber, Schnupfen, Tracheobronchitis, Kopfschmerzen, Konjunktivitis. Typisch ist die Lichtscheuheit, über die die Patienten häufig klagen. Nach diesem Prodromie (Dauer etwa 4–5 Tage) sinkt das Fieber ab. Es zeigt sich nun mit erneutem Fieberanstieg das Masern-Exanthem, welches im Gesicht und hinter den Ohren zuerst auftritt. Gleichzeitig finden sich die typischen Koplik'schen Flecken (weiße kalkspritzerartige Flecken) an der Innenseite der Wangenschleimhaut. Innerhalb von 1–3 Tagen kommt es zur Ausbreitung des Exanthems über den ganzen Körper (Exanthem ist zu Beginn kleinfleckig, dann grobfleckig). Zwischen den Flecken bleiben freie Stellen (buntscheckiges Exanthem). Nach etwa 3–4 Tagen verschwindet das Exanthem und es kommt zur kritischen Abfieberung.
   Ein erneuter Fieberanstieg kann Hinweis auf eintretende Komplikationen sein.

7. Welche Komplikationen können auftreten?
   Pneumonien
   Otitis media
   Masernenzephalitis
   Pseudo-Krupp
   Tbc
   Bronchiolitis

Puerperalsepsis

Meldepflicht bei Tod.

1. Kennen Sie andere Bezeichnungen für Puerperalsepsis?
   Puerperalfieber, Kindbettfieber, Wochenbettfieber

2. Was versteht man unter Puerperalsepsis?
   Puerperalsepsis bezeichnet jeden fieberhaften Krankheitsprozeß, welcher durch Eindringen von pathogenen Bakterien in einer Geburtswunde gekennzeichnet ist.

3. Nennen Sie Krankheitserreger, welche zu einer Puerperalsepsis führen können!
   Streptokokken
   Staphylokokken
   Gonokokken
   E. coli
   u. a.

4. Schildern Sie das Krankheitsbild bei Kindbettfieber!
   Meist hohes remitierendes Fieber mit Schüttelfrösten. Es findet sich dabei ein weicher, stark beschleunigter Puls. Man beobachtet eine beschleunigte Atmung. Außerdem besteht häufig Leukozytose mit Linksverschiebung sowie hochgradige Anämie. Im weiteren Verlauf kann Kreislaufversagen eintreten sowie Exitus letalis.

5. Gibt es prophylaktische Impfungen gegen Kindbettfieber?
   Nein.

Scharlach

Meldepflicht bei Tod.

1. Nennen Sie die Erreger bei Scharlach (Scarlatina)!
   β-hämolysierende Streptokokken (Gruppe A am häufigsten)

2. Wie lange ist die Inkubationszeit bei Scharlach?
   2–8 Tage

3. Wie wird Scharlach übertragen?
   Tröpfcheninfektion
   Schmierinfektion (infizierte Gegenstände)

4. Welche Personengruppe wird am häufigsten von Scharlach betroffen? Meist Kinder im Alter vom 3–5 Jahren.

5. In welcher Jahreszeit tritt Scharlach am häufigsten auf? Im Winter.

6. Schildern Sie das klinische Bild bei Scharlach! Scharlach beginnt als fieberhafte Lokalinfektion des Rachens und der Tonsillen. Es kommt dabei zu Kopfschmerzen, Tachykardie und Schluckbeschwerden. Der Gaumen ist gerötet, die Tonsillen sind meist gelbweißlich mit Belägen überzogen (abstreichbare Beläge!). Fieber klettert auf über 39 °C und ist begleitet mit Schüttelfrösten. Etwa 1–2 Tage nach dem Prodromi zeigt sich das charakteristische Scharlachexanthem, welches an der Innenseite der Oberschenkel, am Hals und auf der Brust beginnt. Bei dem Exanthem handelt es sich um blaß-rosa bis flammendrote, dichtstehende, kleinfleckige Effloreszenzen. Bei Glasspateldruck verschwinden die Flecken. Das Exanthem breitet sich über den gesamten Körper aus (Ausnahme: Kinn-Mund-Dreieck = Scharlach-Milchbart) und zeigt sich etwa zwei Tage. Ein weiteres wichtiges Symptom ist die charakteristische Himbeerzunge (entzündete rote Papillen) welche sich schon vor Beginn des Exanthems zeigt.
   Mit Beginn der 2. Krankheitswoche kommt es zur Hautschuppung, die sich über Tage bis Wochen (besonders bei Erwachsenen) hinziehen kann.

7. Welche Komplikationen können bei Scharlach auftreten?
   Rheumatisches Fieber
   Scharlachnephritis
   Carditis rheumatica
   Otitis media

8. Welche anderen Erkrankungen sind von Scharlach abzugrenzen? Eitrige Angina, Diphterie, Influenza, Windpocken, Pocken, Masern, Typhus, Röteln, allergische Hautreaktionen u. a.

Ansteckende Borkenflechte

Behandlungsverbot für Heilpraktiker nach § 45 des BSeuchG

1. Kennen Sie andere Bezeichnungen für Borkenflechte?
   Impetigo contagiosa, Grindflechte

2. Nennen Sie die Erreger der ansteckenden Borkenflechte!
   Staphylokokken
   Streptokokken

3. Wie wird die Borkenflechte übertragen?
   Direkter oder indirekter Kontakt mit Erkrankten (häufig in Schulen, Kindergärten usw.).

4. Wie lange ist die Inkubationszeit bei Impetigo contagiosa?
   2–5 Tage

5. Schildern Sie das Krankheitsbild bei Impetigo contagiosa!
   Bei Impetigo contagiosa handelt es sich um eine Erkrankung der Haut. Die Erkrankung beginnt meist im Gesicht, jedoch kann sie auch an anderen Körperstellen beginnen. Man unterscheidet zwei Formen der Borkenflechte (streptogene- und staphylogene Form). Bei der streptogenen Form zeigen sich zu Beginn kleine juckende Bläschen mit rotem Hof, welche im weiteren Verlauf platzen und von braunen Krusten überzogen werden. Nach etwa einer Woche kommt es zum Krustenabfall. Es finden sich dann kleine rote Flecken, die längere Zeit bestehen bleiben können. Bei der staphylogenen Erkrankung sind die Bläschen erbsengroß oder größer und die Krusten gelblich.

6. Welche anderen Erkrankungen sind differentialdiagnostisch von Impetigo contagiosa abzugrenzen?
   Syphilide
   Mykosen
   Insektenstiche, welche infiziert sind.

Krätze

Behandlungsverbot für Heilpraktiker nach § 45 des BSeuchG

1. Nennen Sie die Erreger bei Krätze!
   Sarcoptes scabiei

2. Um was für eine Erkrankung handelt es sich bei der Krätze (Scabies)?
   Es handelt sich um eine leicht übertragbare Hautkrankheit, bei der sich Krätzemilben in die Oberhaut einbohren, Jucken und Entzündung hervorrufen.

3. Wie erfolgt die Übertragung der Krätze?
   Direkter oder indirekter Kontakt mit infizierten Personen (Intimkontakt).

4. Wie lange ist die Inkubationszeit bei Scabies?
   Einige Tage bis etwa sechs Wochen.

5. Welche Erscheinungen sind bei Krätze zu beobachten?
   Man sieht bei der Untersuchung etwa ein cm lange winkelig geknickte Gänge, an deren Ende die weibliche Milbe in einem Milbenhügel sitzt. Es findet sich ein juckendes, ekzemähnliches Exanthem mit Knötchen an den befallenen Körperstellen. Bevorzugte Körperstellen sind: Zwischenfingerfalten, Handgelenke, Achselhöhle, Nabel, Penis, Mammae, Fußrand. Kopf und Rücken bleiben meist frei.

6. Welche Komplikationen können bei Krätze auftreten?
   Furunkel
   Pusteln
   Lymphknotenschwellung
   Nephritis

7. Wie lange besteht Ansteckungsgefahr bei Krätze?
   Solange der Mensch von Krätze befallen ist.

8. Welche anderen Erkrankungen sind differentialdiagnostisch von Scabies abzugrenzen?
   Andere juckende, entzündete Dermatosen.

Mumps

Behandlungsverbot für Heilpraktiker nach § 45 des BSeuchG

1. Kennen Sie noch andere Bezeichnungen für Mumps?
   Parotis epidemica, Ziegenpeter, Bauernwetzel

2. Wie heißt der Erreger bei Mumps?
   Mumps-Virus (Mycovirus parotides)

3. Welcher Personenkreis wird bevorzugt von Mumps befallen?
   Kinder im 3.–7. Lebensjahr.

4. Wie erfolgt die Übertragung bei epidemischer Parotitis?
   Die Übertragung erfolgt durch Tröpfcheninfektion über den Respirationstrakt.

5. Welche Erscheinungen zeigen sich bei Ziegenpeter?
   Zu Beginn der Erkrankung kommt es zu einem allgemeinen Krankheitsgefühl mit Kopf- und Gliederschmerzen, allgemeine Mattigkeit, Hals- und Ohrenschmerzen sowie Fieber (evtl. bis 39 °C). Im weiteren Verlauf kommt es zu einer teigigen, schmerzhaften Anschwellung der Parotis (zu Beginn einseitig, später beiderseits). Die Ohrspeicheldrüse, welche angeschwollen ist, führt durch die Spannung der Haut zum abgehobenen Ohrläppchen. Die Patienten geben deshalb häufig Schmerzen bei Nahrungsaufnahme an. Nach 7–10 Tagen verschwinden in der Regel die Symptome.

6. Welche Komplikationen können bei Parotis epidemica auftreten?
   Meningitis
   Meningoenzephalitis
   Orchitis (Hodenentzündung)
   Sterilität
   Pankreatitis
   Evtl. Herz- und Leberbefall

7. Besteht nach durchgemachter Mumps-Erkrankung eine Immunität?
   Ja.

8. Wann besteht die größte Ansteckungsfähigkeit bei Mumps?
Einige Tage vor und nach Beginn der Drüsenschwellungen.

9. Welche anderen Erkrankungen sind von Parotis epidemica abzugrenzen?
Diphterie, eitrige Parotitis, Lymphadenitis colli, Tumoren, Leukämie und Influenza.

Röteln

Behandlungsverbot für Heilpraktiker nach § 45 des BSeuchG.

1. Wie heißt der Erreger der Röteln?
Rötelnvirus

2. Wie werden Röteln (Rubeola) übertragen?
Die Übertragung erfolgt durch Tröpfcheninfektion einen Tag vor oder zwei Tage nach Erscheinung des Exanthems. Eine indirekte Übertragung durch kontaminierte Gegenstände (Schmierinfektion) ist selten.

3. Wie lange ist die Inkubationszeit bei Röteln?
Etwa 16–18 Tage

4. Beschreiben Sie den Krankheitsverlauf bei Rubeola!
Es kommt zu Beginn der Erkrankung zu einem kurzen Prodromi mit allgemeinem Krankheitsgefühl, Katarrh und Fieber (Prodromi kann aber auch fehlen). Dann Ausbruch des Exanthems, welches sich meist im Gesicht, dann auf Stamm und Extremitäten ausbreitet.
Bei dem Exanthem handelt es sich um runde bis ovale, blaßrote, nichtkonfluierende Flecken, die unter Glasspateldruck verschwinden. Zu beobachten sind diese Flecken zuerst hinter dem Ohr, dann im Gesicht.
Es finden sich **keine** Koplikschen Flecken, wie bei Masern. Charakteristich bei Röteln sind allgemeine Lymphknotenschwellungen, insbesondere aber am Hals und Nacken.

5. Welche Komplikationen können bei Röteln auftreten?
   Enzephalitis
   Pneumonien
   Otitis media

6. Wie lange besteht eine Ansteckungsfähigkeit bei Röteln?
   Etwa 7 Tage vor bis ca. 5 Tage nach Auftreten des Exanthems ist die Ansteckungsfähigkeit am größten.

7. Welche anderen Erkrankungen sind von Röteln differentialdiagnostisch abzugrenzen?
   Masern
   Scharlach
   Pfeiffer'sches Drüsenfieber
   Exantheme anderer Genese

8. Besteht nach durchgemachter Erkrankung eine Immunität?
   Ja, es kommt nach durchgemachter Röteln-Infektion zu einer lebenslangen Immunität.

Windpocken

Behandlungsverbot für Heilpraktiker nach § 45 des BSeuchG

1. Nennen Sie den Erreger bei Windpocken!
   Varicella-Zoster-Virus

2. Kennen Sie noch andere Synonyme für Windpocken?
   Schafblattern, Varizellen

3. Wie lange ist die Inkubationszeit bei Varizellen?
   Etwa 2–3 Wochen

4. Wie werden die Windpocken übertragen?
   Die Schafblattern werden aerogen durch Tröpfcheninfektion bei Kontakt mit Erkrankten übertragen.

5. Wann besteht die höchste Ansteckungsfähigkeit bei Varizellen?
Etwa einen Tag vor und sechs Tage nach Beginn des Exanthems ist die Infektiösität am größten.

6. Beschreiben Sie das klinische Bild der Windpocken!
Windpocken beginnen meist ohne Prodromi. Es kommt zu Fieber, sowie zu dem charakteristischen juckenden Exanthem, welches auch die Schleimhäute befallen kann. Aus den linsengroßen roten Flecken entwickeln sich über Papeln die Bläschen, die im weiteren Verlauf verschorfen (schubweiser Verlauf!). Die Krusten fallen dann etwa 1–2 Wochen nach Krankheitsbeginn ab. Stets sind bei dem Exanthem mehrere Entwicklungsstadien gleichzeitig vorhanden („Sternkarte"). Am Rumpf sind die Effloreszenzen am zahlreichsten ausgeprägt.

7. Wie ist die Prognose bei Schafblattern?
Es finden sich überwiegend gutartige Verläufe bei Windpocken.

8. Welche Komplikationen können bei Windpocken auftreten?
Selten Enzephalomenigitis

9. Ist eine Fruchtschädigung bei einer infizierten schwangeren Frau möglich?
Ja. Windpockeninfektionen können während der ersten drei Schwangerschaftsmonate zu Embryopathien führen. Bei Infektion in der 5. Schwangerschaftswoche können Katarakte auftreten. In der 5.–7. Schwangerschaftswoche Herzfehler und in der 5.–12. Woche Innenohrschäden.

10. Welche andere Erkrankung kann durch das Zoster-Virus hervorgerufen werden?
Die Gürtelrose oder Herpes Zoster. Dabei kommt es durch Entzündung eines Spinal-bzw. Kopfganglions zu (halbseitig im Innervationsgebiet des betroffenen Nerven) gruppierter Bläschenbildung auf gerötetem Grund.

Läusebefall

Behandlungsverbot für Heilpraktiker nach § 45 des BSeuchG.

1. Nennen Sie eine andere Bezeichnung für das Befallensein mit Läusen!
   Pedikulose

2. Welche wichtigen Läusearten (Krankheitsüberträger) kennen Sie?
   Pediculus humanus capitis = Kopflaus
   P. vestimenti = Kleiderlaus (z. B. Überträger von R. prowazeki)
   P. pubis = Schamlaus/Filzlaus **kein** Krankheitsüberträger

3. Zu welchen Erscheinungen kann es bei Läusebefall kommen?
   Juckende (dadurch entzündliche) Bißstellen.

4. Welche anderen Erkrankungen sind von Verlausungen abzugrenzen?
   Krätze
   Insektenstiche
   Ekzeme
   Andere juckende Hauterkrankungen

5. Um was für eine Laus handelt es sich bei der „Steinlaus"?
   Siehe Pschyrembel 255. Auflage.

14. Psychosomatische Erkrankungen

1. Was versteht man unter Psychosomatik?
   Die Psychosomatik ist die Lehre von der psychophysischen Totalität des Menschen. Gemeint ist hiermit eine Ganzheitsmedizin, welche genetische, konstitutionelle, anatomische, physiologische, biochemische, psychologische und soziale Gesichtspunkte integriert.
   Die Lehre von der seelischen Verursachung und Therapie körperlicher Symptome ist als „psychogene-Lehre" zu verstehen.

2. Nennen Sie einige psychosomatische Erkrankungen!
   Fett- und Magersucht (Anorexia nervosa)
   Bulimie

Globusgefühl
Nervöser Reizmagen
Colon irritabile
Colitis ulcerorsa
Asthma bronchiale
Nervöse Atemsyndrome
Funktionelle Herzsyndrome
Rheumatischer Formenkreis
Ekzeme
Bestimmte Hypertonieformen
u. v. a.

3. Was versteht man unter Bulimie/Bulimarexie?
Bulimarexie = Stierhunger, Eß-Brechsucht, Freß-Kotzsucht

4. Welche Personengruppe ist von Bulimie am häufigsten betroffen?
Junge Mädchen und Frauen im Alter von 15–25 Jahren.

5. Wie zeigt sich das klinische Bild bei Eß-Brechsucht?
Bei den psychogenen Eßstörungen kommt es zu exzessiver Nahrungsaufnahme (hochkalorische Nahrung) innerhalb kürzester Zeit. Darauf folgt ein selbstinduziertes Erbrechen. Laxantienabusus und selbstdurchgeführte Fastentage sind häufig, um das „normale" Körpergewicht zu halten. Während Magersüchtige mit ihrem untergewichtigen Körper häufig zufrieden sind und **keinen** Leidensdruck verspüren, träumen Eßsüchtige von einer schlanken Zukunft und stopfen sich derweil aus Frust mit Essen voll. Die Eßsüchtigen fühlen sich nach einer Freßattacke erst richtig schlecht.

6. Zu welchen körperlichen Komplikationen kann es im weiteren Verlauf der Bulimarexie kommen?
Hypokaliämie
Herzrhythmusstörungen
Akute Magendilatation
Schwere Gastritis
Nierenschäden
Parotisschwellungen

Gastrointestinaler Reflux
Heiserkeit
Cerebrale Anfälle

7. Was versteht man unter Anorexia nervosa?
Die Anorexia nervosa (Anorexia mentalis oder Pubertätsmagersucht) ist eine psychogene Eßstörung, welche fast ausschließlich junge Mädchen befällt. Im Vordergrund steht eine Abneigung gegen die Nahrungsaufnahme. In schweren Fällen führen Appetitlosigkeit, Erbrechen, Konsum von Abführmitteln (gegen die Begleitobstipation) zu einem hochgradigen Gewichtsverlust (Kachexie), welcher sogar tödlich enden kann. Ein alarmierendes körperliches Symptom ist z. B. die einsetzende Amenorrhö.

8. Was versteht man unter „Globusgefühl“?
Globusgefühl (früher Globus hystericus) bezeichnet die Empfindung einer Enge im Pharynxgebiet („Kloß im Hals“). Häufig klagen die Patienten über Würgereiz, Hüsteln und Schluckbeschwerden beim Leerschlucken. Weitere Symptome können sein:
Räusperzwang
Unruhezustände
Nervosität
Überforderung

9. Welche organischen Erkrankungen sind zunächst bei Verdacht auf Globussyndrom auszuschließen?
Tumoren
Strikturen
Entzündliche Anginen
Eisenmangelzustände
Ösophagus-Erkrankungen anderer Genese
Halswirbelsäulenerkrankungen

10. Nennen Sie Hauterkrankungen, deren Genese und Verlauf von psychischen Einflüssen mitbestimmt werden können!
Psoriasis
Ekzem
Neurodermitis
Akne Vulgaris

Seborrhö
Warzen
u. a.

11. Kennen Sie andere Bezeichnungen für nervöse (psychogene) Atembeschwerden?
Hyperventilationssyndrom
Kardio-respiratorisch-tetaniformer Symptomenkomplex
Kardio-respiratorisches Syndrom
Pulmonale Dystonie
Atmungstetanie
Effort Syndrome

12. Zu welchen Erscheinungen kommt es bei der Hyperventilationstetanie?
Die Hyperventilationstetanie ist gekennzeichnet durch tetanische Krämpfe infolge übermäßiger Abatmung von CO_2. Dabei kommt es zur respiratorischen Alkalose, wenn mehr CO_2 abgeatmet wird, als im Stoffwechsel gebildet wird.

13. Welche Maßnahme ergreifen Sie als Heilpraktiker bei Auftreten einer Hyperventilationstetanie in Ihrer Praxis?
Sie veranlassen den Patienten zur kurzzeitigen Rückatmung in eine Plastiktüte zwecks Erhöhung des Kohlendioxidpartialdruckes.

Kapitel IV

Komatöse Zustände/Formen des Schocks

1. Was versteht man unter einem Schock?
Beim Schock handelt es sich um eine akut oder subakut einsetzende kritische Verminderung der Organdurchblutung. Infolge dessen kommt es zur Störung der Zellfunktion, die unbehandelt zum Tod des Patienten führen kann.

2. Was bezeichnet der Begriff Koma?
Koma bezeichnet einen Zustand tiefster, durch äußere Reize nicht zu unterbrechende Bewußtseinsstörung unterschiedlicher Genese.

3. Was versteht man unter einem Präkoma?
Präkoma = beginnende Bewußtseinsstörungen bei Stoffwechselkrankheiten

4. Nennen Sie verschiedene Komaformen!
Koma basedowicum
Koma dyspepticum
Koma diabeticum
Koma hepaticum
Koma hypercalcaemicum
Koma hypocalcaemicum
Koma uraemicum
Koma cerebrale

5. Nennen Sie Formen des Schocks!
Hypovolämischer Schock (z. B. Blutverluste)
Septischer Schock (z. B. infektiös-toxisches Kreislaufversagen)
Anaphylaktischer Schock (z. B. durch Fremdeiweiße)
Neurogener Schock (z. B. Barbituratintoxikationen)
Kardiogener Schock (z. B. Herzinfarkt)

6. Was ist bei allen Formen des Schocks charakteristisch in Hinblick auf den pH-Wert?
   Bei allen Schockzuständen besteht eine metabolische Azidose.

7. Welche 3 Phasen des Schocks können unterschieden werden?
   Das Frühstadium
   Der kompensierte Schock
   Der dekompensierte Schock

8. Erklären Sie den Begriff „Synkope"!
   Bei der Synkope handelt es sich um einen reversiblen kurzdauernden Bewußtseinsverlust (Sekunden bis Minuten).

9. Nennen Sie allgemeine Symptome des Schocks! 17
   Pulsbeschleunigung
   Abfall des Blutdrucks
   Blässe
   Schweißausbrüche
   Livide Marmorierung der Haut
   Schwindel
   Kalte, feuchte Akren und allgemeine Hypothermie
   Angstzustände
   Unruhe
   Verwirrtheitszustände
   Zyanose
   Weite Pupillen
   Oligurie
   Durstgefühl
   Hyperventilation
   Benommenheit
   Übergang zur Bewußtlosigkeit

10. Was versteht man unter „Schockindex"?
    Der Schockindex gibt den Quotient aus Pulszahl und systolischem Druck an. Er dient zur Abschätzung des Volumendefizits im Schockzustand.

Liegt der Schockindex bei:
0,5 normal
1 drohender Schock
1,5 manifester Schock

11. Nennen Sie die vier wesentlichen Ursachen, welche einen Schock verursachen können!
Absoluter Volumenmangel (z. B. infolge massiver Blutverluste)
Relativer Volumenmangel (z. B. bei Schädigung der Vasomotoren bei Hirntrauma)
Verminderte Förderleistung des Herzens (z. B. nach Herzinfarkt)
Störungen der Mikrozirkulation (z. B. bei septischem Schock)

Coma basedowicum

1. Was geht einem Coma basedowicum in der Regel voraus?
Die thyreotoxische Krise oder hyperthyreote Krise.

2. Welche Ursachen kommen für ein Coma basedowicum in Betracht?
Zustand nach schwerer Erkrankung
Zustand nach Operation
Jodmedikation
Anwendung von jodhaltigen Kontrastmitteln

3. Nennen Sie die klinischen Symptome bei der Basedow-Krise (thyreotoxischen Krise)!
Hohes Fieber bis 41 °C
Starke Erregung
Tachykardie (evtl. Vorhof- und Kammerflimmern)
Durchfälle
Schnelle Exsikkose durch Schwitzen, Erbrechen und den Durchfällen
Angst
Verwirrtheitszustände
Bewußtseinseintrübung
Wird die Basedow-Krise nicht rechtzeitig behandelt, folgt der Übergang in das Coma basedowicum.

4. Zu welchen pathologischen Erscheinungen kommt es im Coma basedowicum?
   Herzrhythmusstörungen
   Herzinsuffizienz
   Kreislaufversagen

5. Was versteht man unter der Merseburger Trias?
   Hierbei handelt es sich um das Leitsymptom der Basedowschen Krankheit:
   Struma
   Exophthalmus
   Tachykardie

Coma diabeticum

1. Wodurch kann es zu einem diabetischen Koma kommen?
   Ein hyperglykämisches Koma kann durch Insulinmangel, Insulinresistenz, Hunger, Infektion oder als Begleiterkrankung verursacht werden.

2. Welche 2 Formen des diabetischen Komas unterscheidet man:
   Ketoazidotisches Koma (ausgeprägte Ketoazidose)
   Hyperosmolares Koma (häufig fehlende Azidose)

3. Wodurch kann sich ein diabetisches Koma ankündigen?
   Schläfrigkeit
   Übermäßiger Durst
   Vermehrte Urinausscheidung
   Evtl. Erbrechen und Bauchschmerzen
   Gewichtsverlust
   Appetitlosigkeit

4. Wodurch ist das klassische Krankheitsbild des Coma diabeticum gekennzeichnet?
   Exsikkose
   Trockene Haut
   Weiche Augäpfel (Bulbi)
   Azetongeruch (obstartig)

Kußmaulsche Atmung
Schlaffer Muskeltonus
Reflexverhalten herabgesetzt
Tachykardie mit flachem Puls
Niedriger Blutdruck

5. Durch welche diagnostischen Möglichkeiten können Sie als Heilpraktiker einen entgleisten Diabetes mellitus nachweisen?
   Nachweis der Hyperglykämie (Teststreifen)
   Nachweis der Glukosurie und Acetonurie (Teststreifen)

6. Wodurch kommt es zur Ketoazidose?
   Ein Mangel an Insulin führt zur ungenügenden Veresterung der bei der Lipolyse entstehenden Fettsäuren, welche vermehrt ins Blut und Leber gelangen. Hierbei kommt es zu einem Überangebot an Fettsäuren, welche zu Ketonkörpern oxidiert werden und den Organismus überschwemmen.

Coma hepaticum

1. Welche 2 Formen des hepatischen Komas sind zu unterscheiden?
   Leberzerfallskoma (z. B. nach akuter Virushepatitis)
   Leberausfallkoma (z. B. im Endstadium der Leberzirrhose)

2. Durch welche Symptome kann sich ein Coma hepaticum ankündigen?
   Leberzerfallskoma:
   Schwere Hepatitis
   Ikterus
   Prothrombinzeit stark verlängert
   Vergrößerte bzw. nicht palpable Leber
   Leberausfallkoma:
   Chronische Hepatopathie
   Spidernävi (stecknadelkopfgroße, rote Teleangiektasie)
   Harte, vergrößerte Leber
   Aszites

Bei beiden Formen kommt es als Prodromi zu neurologischen und psychischen Veränderungen wie:
Geistiger Abbau
Persönlichkeitswandel
Verlangsamte Aussprache
Euphorie
Gesteigertes Reflexverhalten
Übersteigertes Schlafbedürfnis
Desorientiertheit

3. Wodurch ist das Coma hepaticum gekennzeichnet?
Delirium
Foetor hepaticus (Mundgeruch nach frischer Leber)
Bewußtlosigkeit

4. Zu welchen physiologischen Veränderungen kommt es beim Coma hepaticum?
Infolge einer mangelhaften Entgiftungsfunktion der Leber kann es zu einer Schädigung des ZNS kommen (toxische Substanzen sind z. B. Phenolkörper u. a.).

5. Was versteht man unter einem Pseudo-Leberkoma?
Pseudo-Leberkoma bezeichnet eine hypokaliämische Alkalose, welche unter dem Krankheitsbild eines hepatischen Komas verlaufen kann.

Coma hypercalcaemicum

1. Was versteht man unter einer hypercalcämischen Krise?
Es handelt sich hierbei um eine lebensbedrohliche Komplikation aller Erkrankungen, die mit erhöhten Serumkalziumwerten einhergehen.

2. Durch welche Erkrankungen kann es zur hypercalcämischen Krise kommen?
Primärer Hyperparathyreoidismus
Plasmozytom
Vitamin-D-Überdosierung

3. Zu welchen Erscheinungen kommt es im Coma hypercalcaemicum?
   Psychose
   Somnolenz
   Koma
   Exsikkose
   Erbrechen
   Obstipation
   Tachykardie
   Hohe Serum-Kalziumwerte
   Oligurie
   Anurie

4. Welche medikamentöse Wirksubstanz wird durch eine Hyperkalzämie verstärkt?
   Eine Hyperkalzämie verstärkt die Digitaliswirkung (**Sie sollten als Heilpraktiker wissen,** daß durch Kalziumgabe ebenfalls die Digitaliswirkung verstärkt wird!).

Coma hypocalcaemicum

1. Wann spricht man von einer Hypokalzämie?
   Bei erniedrigtem Blutkalziumspiegel unter 2,5 mmol/l spricht man von einer Hypokalzämie.

2. Durch welche Erkrankungen kann es zu einer Hypokalzämie kommen?
   Hypoparathyreodismus
   Mangel an Vitamin D
   Chronische Niereninsuffizienz
   Osteoplastische Skelettmetastase
   Cushing-Syndrom
   Schilddrüsenkarzinom
   Akute Pankreatitis

3. Zu welchen Erscheinungen führt eine Hypokalzämie?
   Es kommt zu einer gesteigerten neuromuskulären Erregbarkeit (= tetanischer Anfall).

4. Nennen Sie klassische Symptome bei einem akuten tetanischen Anfall!
Schmerzhafte tonische Muskelkrämpfe
Karpopedalspasmen (Hand- und Fußkrämpfe)
Pfötchenstellung der Hand
Kußmundstellung
Intentionskrämpfe
Ödembildung
Pulsbeschleunigung
Erweiterung der Pupillen
Unruhezustände
Depression

5. Was versteht man unter einer Hypokalzurie?
Wenn die Kalziumausscheidung durch die Niere am Tag weniger als 100 mg beträgt, spricht man von einer Hypokalzurie. Dies ist häufig bei Hypokalzämie obligatorisch.

Coma hypoglycaemicum

1. Nennen Sie Ursachen für das Auftreten eines hypoglykämischen Komas!
Insulinbehandelter Diabetes mellitus (am häufigsten!)
Organischer Hyperinsulinismus (z. B. Adenome)
Symptomatische Hypoglykämien (z. B. chronische Pankreatitis)
Andere Ursachen (z. B. Einnahme von Salizylaten)

2. Mit welchen Symptomen zeigt sich das hypoglykämische Koma?
Die Symptome setzen plötzlich ein mit:
Heißhunger
Unruhe
Schweißausbrüche
Verwirrtheit
Seitengleiche Reflexsteigerung
Kopfschmerzen
„Schwarzwerden vor den Augen"
Tonisch-klonische Krämpfe
Mydriasis (Pupillenerweiterung)

Regelmäßige Atmung
Warme und feuchte Haut
Gut gefühlter Puls

3. Wodurch ist mit Sicherheit das hypoglykämische Koma vom diabetischen Koma differentialdiagnostisch abzugrenzen?
   Durch Bestimmung des Blutzuckerspiegels.

4. Sie werden zu einem bewußtlosen Patienten gerufen und zweifeln, ob ein Coma diabeticum oder ein hypoglykämischer Schock vorliegt. Wie verhalten Sie sich?
   Bestehen Zweifel, so werden Sie probatorisch dem Patienten Glucose verabreichen (**kein** Insulin). Ist der Patient im Stande, etwas zu sich zu nehmen, so geben Sie ihm eine Zuckerlösung (Tee mit Zucker u. a.).

5. Ist eine Urin-Zuckeruntersuchung verwertbar, um ein Coma hypoglycaemicum von einem Coma diabeticum differentialdiagnostisch abzugrenzen?
   Nein, der Urinzucker ist nicht verwertbar. Er kann noch aus der vorkomatösen Phase Glukose enthalten.

6. Wie soll sich ein insulinbedürftiger Diabetiker bei den Anzeichen eines hypoglykämischen Schocks verhalten?
   Diabetiker sollen immer ein Stück Zucker (Schokolade) bei sich tragen, welches sie bei Anzeichen eines hypoglykämischen Schocks schnellstens zu sich nehmen.

Coma uraemicum

1. Was versteht man unter dem Begriff „Urämie"?
   Urämie ist ein klinisches Intoxikationssyndrom bei fortgeschrittener Niereninsuffizienz.

2. Durch welche Erkrankungen kann sich ein urämisches Koma entwickeln?
   Alle chronischen Nierenleiden (z. B. Glomerulonephritis)
   Zystennieren (Nierenmißbildungen)

Phenacetinabusus (interstitielle Nephritis)
Akutes Nierenversagen

3. Wodurch kann es zu einem akuten Nierenversagen kommen? 4
Zustand nach schweren Operationen
Verletzungen
Intoxikationen
Geburten

4. Wie entwickelt sich ein Coma uraemicum?
Das urämische Koma tritt in der Regel allmählich auf.

5. Mit welchen Symptomen zeigt sich das urämische Koma? 10
Blässe der Haut (bräunlich-graues Hautkolorit)
Urinöser Geruch der Ausatmungsluft (= Foetor uraemicus)
Hyperreflexie
Kußmaulatmung
Miosis
Perikarditis
Eventuell Krämpfe
Hypertonie
Kratzeffekte (Juckreiz)
Muskelschwund bei chronischer Niereninsuffizienz

6. Zu welchen Laborbefunden führt das Coma uraemicum? 4
Anämie
Hyperkaliämie
Azidose
Serumharnstoff- und Kreatininspiegel erhöht (Rest-N)

7. In der Notfalltherapie wird bei Coma urämicum der „unblutige Aderlaß" beschrieben. Was bedeutet dieses?
Unblutiger Aderlaß: Anlage von Staumanschetten an beiden Oberschenkeln im oberen Drittel, die soweit aufgeblasen werden, daß man die Fußpulse eben noch tastet. Etwa 3–4 Liter Wasser können so dem Kreislauf rasch entzogen werden.

Hypovolämischer Schock

1. Was ist charakteristisch für einen hypovolämischen Schock?
   Es kommt zu einer Verminderung des zirkulierenden Blutvolumens infolge des Verlustes von Blut, Plasma oder Wasser.

2. Nennen sie Ursachen für das Auftreten eines hypovolämischen Schocks!
   Blutverluste durch Gefäßverletzungen (Trauma)
   Plasma-, Wasser- und Elektrolytverluste durch:
   Verbrennungen
   Durchfälle
   Erbrechen

Septischer Schock

1. Durch welche Erreger kann ein septischer Schock verursacht werden?
   Meist gramnegative Erreger, seltener grampositive Erreger.

Anaphylaktischer Schock

1. Was versteht man unter Anaphylaxie?
   Gemeint ist hiermit die Überempfindlichkeitsreaktion eines sensibilisierten Organismus' nach Wiederkontakt mit dem betreffenden Allergen.

2. Wodurch kann es zu einem anaphylaktischen Schock kommen?
   Vakzine (Impfstoff, welcher aus abgeschwächten oder abgetöteten Krankheitserregern besteht)
   Insektenstiche
   Medikamente (z. B. auch Kontrastmittel)
   Blut
   Plasma

Neurogener Schock

1. Wodurch kann ein neurogener Schock ausgelöst werden?
   Vergiftung durch Pharmaka (mit depressiver Wirkung)
   Starke Schmerzen
   Trauma
   Erhöhter Hirndruck
   Cerebrale Blutungen

2. Kommt der neurogene Schock häufig vor?
   Nein, dieses Syndrom ist sehr selten.

Kardiogener Schock

1. Worauf beruht der kardiogene Schock?
   Bei dieser Form des Schocks liegt eine ungenügende Durchblutung der Vitalorgane vor, was auf ein Versagen der Pumpleistung des Herzens zurückzuführen ist.

2. Aus welchen Erkrankungen kann ein kardiogener Schock entstehen?
   Herzinsuffizienz
   Herzinfarkt
   Kammertachykardie
   Vorhoftumor
   Lungenembolie
   u. a.

Kapitel V

Fragen und Antworten zur Notfallmedizin

1. Was ist der erste wichtige Grundsatz beim Eintreffen an einem Unfallort?
Sie müssen als erstes die Lage einschätzen (evtl. sofortige Maßnahmen zur Erhaltung des Lebens sowie Veranlassung zur sofortigen Herbeiführung des Notarztes bzw. Rettungswagens).

2. Was versteht man unter dem „Rettungsgriff nach Rautek"?
Dieser Griff dient zur Rettung von Notfallpatienten aus Gefahrenbereichen (sowohl bei sitzendem, liegendem, bewegungsunfähigem als auch bewußtlosem Patienten).

3. Wie wird der Rautek-Rettungsgriff durchgeführt?
Man stellt sich hinter den Patienten und greift mit beiden Armen unter den Achselhöhlen durch. Es wird dann ein Arm des Verletzten im Ellenbogengelenk gebeugt. Man umfaßt dann den Unterarm von oben her mit beiden Händen etwa in Höhe des Oberbauches. Beim Zurücktreten wird der Verletzte so an sich herangezogen, daß dessen Gewicht auf den Knien (Oberschenkeln) lastet. Der Abtransport des Verletzten kann erleichtert werden, wenn dessen Beine übereinandergelegt werden.

4. Wozu dient eine stabile Seitenlagerung eines Verletzten?
In erster Linie dient eine stabile Seitenlage der Freihaltung der Atemwege und dem Schutz vor pulmonaler Aspiration. Hierbei liegt eine Hand des Verletzten hinter dem Körper, auf der anderen Hand ruht das Kinn. Dabei ist der Kopf im Nacken stark gestreckt.

5. Wann wird ein verletzter Patient in Rückenlage gebracht?
Bei Reanimationsmaßnahmen (Atem-Herz-Kreislauf-Stillstand). Die Rückenlage wird keinesfalls bei bewußtlosen, nichtintubierten Patienten wegen der Aspirationsgefahr angewandt.

6. Wie wird ein Schock-Patient gelagert?
Bei Schock, Hypotonie und Herzstillstand wird der Verletzte in die Schocklage gebracht. Dabei wird der Patient in leichte Kopftieflagerung gebracht oder man hebt die Beine an bzw. lagert die Beine auf einem Stuhl.

7. Dürfen Sie als Heilpraktiker in ihrem Privatwagen einen Notfalltransport durchführen?
Dieser Transport darf nur in wenigen Ausnahmesituationen (möglichst in **ärztlicher Begleitung**) durchgeführt werden.

8. Welche verletzten Patienten können in die Bauchlage gebracht werden?
Bewußtseinsklare Patienten mit schwersten Gesichtsverletzungen, Kehlkopf- und Luftröhrenverletzungen können in Bauchlage gebracht werden.

9. Was versteht man unter einem Kreislaufstillstand?
Hierbei kommt es zu einem akuten Aufhören der Blutzirkulation (dieser Begriff wird häufig mit Herzstillstand gleichgesetzt).

10. Nennen Sie Kardinalsymptome bei Kreislaufstillstand!
Fehlender Karotispuls (auch A. radialis, A. femoralis)
Blass-graue, zyanotische Hautverfärbung
Weite, lichtstarre Pupillen beiderseits
Bewußtlosigkeit
Schnappatmung oder Atemstillstand
Blutdruck nicht meßbar
Herztöne sind nicht zu hören
EKG-Veränderungen

11. Als Heilpraktiker befinden Sie sich an einem Unfallort und müssen eine kardiopulmonale Wiederbelebung bei einem Patienten durchführen. Wie gehen Sie vor?
1. Atemwege freihalten
(Prüfung, ob Mundhöhle, Rachen und Luftröhre frei sind. Eventuell Reinigen von Mundhöhle und Rachen sowie Entfernung von Zahnprothesen und anderen Fremdkörpern).

2. Beatmung
(Es folgt eine viermalige Beamtung von Mund-zu-Mund, Mund-zu-Nase, Mund-zu-Tubus oder Beutelbeatmung).
3. Pulskontrolle
(Wenn kein Puls fühlbar ist, erfolgt die Herzmassage).
4. Wiederherstellung der Zirkulation
(Sind Sie als Heilpraktiker alleine am Unfallgeschehen, so führen Sie 15 Herzmassagen, 2 schnelle Beatmungen durch).
5. Weiterführende Maßnahmen
(Defibrillation, Pharmakagabe erfolgt durch den Arzt).

12. Wie wird die Herzmassage durchgeführt?
Der Patient liegt auf dem Rücken. Die vom Helfer übereinandergelegten Hände werden auf das untere Drittel des Brustbeins gesetzt. Bei der Kompression muß sich das Brustbein um etwa 5–7 cm der Wirbelsäule nähern.

> **Wichtig!**
> Notfallmedizin kann **nicht** theoretisch in Frage und Antwort erlernt werden. Die bei lebensbedrohlichen Zuständen in Anwendung kommenden Maßnahmen **müssen** praktisch erlernt werden.

13. Welche Arten von Blutungen sind zu unterscheiden?
Arterielle Blutungen
Venöse Blutungen
Kapillare Blutungen
sowie:
Innere Blutungen
Äußere Blutungen

14. Welche aktiven, unmittelbaren Maßnahmen können Sie bei äußeren Blutungen anwenden?
Manuelle Kompression
Anlegen eines Kompressionsverbandes
Abbindung einer Extremität (bzw. Anlegen einer übermäßig aufgepumpten Blutdruckmanschette)

15. Was vesteht man unter einem akuten Abdomen?
Hierbei handelt es sich um eine meist akut einsetzende, lebensbedrohliche Erkrankung der Bauchhöhle.

16. Nennen Sie die chrakteristischen Leitsymptome eins akuten Abdomens!
Plötzlich einsetzende starke Schmerzen
Geänderte Peristaltik
Erbrechen/Brechreiz
Störungen der Darmentleerung
Eventuell Fieber
Muskuläre Abwehrspannung

17. In welche 2 Formen kann ein akutes Abdomen eingeteilt werden?
Akutes internistisches Abdomen (primär konservativ)
Akutes chirurgisches Abdomen (primär chirurgisch)

18. Nennen Sie Ursachen eines akuten Abdomens (zugrundeliegende Krankheiten)!
Rechter Oberbauch:
Magen- oder Zwölffingerdarmperforation
Akute Gastritis
Cholelithiais, Cholezystitis
Gallenblasenempyem
Gallenblasenperforation
Pankreatitis
Nierenstein
Pyelitis
Kolontumor
Hepatitis
Leberstauung
Pleuritis
Linker Oberbauch:
Milzruptur
Milzinfarkt
Pyelitis
Kolontumor
Pankreatitis

Nierenbeckenstein
Herzinfarkt
Pleuritis
Rechter Unterbauch:
Appendizitis
Mesenteriale Lymphadenitis
Adnexitis
Tubargravidität
Stielgedrehtes Ovar
Ureterstein
Ileitis regionalis
Akute Enteritis
Meckelsches Divertikel Invagination
Hernie
Magen- oder Gallenblasenperforation
Linker Unterbauch:
Adnexitis
Tubargravidität
Stielgedrehtes Ovar
Hernie
Sigmadivertikel-Perforation
Divertikulitis
Rektumtumor
Uretersteine
Mittelbauch:
Pankreatitis
Hiatushernie
Magen- Zwölffingerdarmperforation
Aneurysmaruptur
Ileus (mechanischer)
Harnsperre
Nabelhernie
Ileus (dynamischer)

19. Was versteht man unter „Facies hippocratica"?
Facies hippocratica oder Facies abdominalis kennzeichnet bei der Inspektion ein abdominelles Geschehen. Charakteristisch beobachtet man eine auffallende Blässe, eingefallene Wangen, spitze Nase und große, tiefliegende, von ringförmigen Schatten umgebene Augen.

20. Durch welche Symptome ist eine Blausäurevergiftung (Cyanidvergiftung) charakterisiert?
Innere Erstickung
Bittermandelgeruch
Zyanose
Nach kurzer Hyperpnoe tritt zentraler Atemstillstand ein.

21. Mit welchen Erscheinungen kann sich eine Kohlenmonoxid-Vergiftung zeigen?
Kopfschmerzen
Dyspnoe
Schwindel
Bewußtlosigkeit
Krämpfe
Erstickungstod

22. Zu welchen Erscheinungen kann es bei Methylalkohol-Vergiftung kommen?
Sehstörungen
Übelkeit
Erbrechen
Atemnot

23. Welche Symptome können auf eine Schlafmittelvergiftung Hinweis geben?
Koma ohne motorische Unruhe
Somnolenz
Fortschreitende Reflexausfälle
Atemdepression

24. Welche Sofortmaßnahmen kommen bei einem Ertrinkungsunfall in Betracht?
   1. Rettung oder Bergung aus dem Wasser
   2. Beatmung
   3. eventuell Herzmassage

25. Ist der Versuch, die Lunge vom aspirierten Wasser zu entleeren, wirksam?
Nein, dieser Versuch hat eine geringe Wirksamkeit.

26. Wann spricht man von „Unterkühlung"?
Wenn die Körpertemperatur unter 35 °C absinkt, wird von einer Unterkühlung gesprochen.

27. Welche Erscheinungen können Hinweise auf das Vorliegen einer Unterkühlung geben? 4
Bradykardie
Vorhofflimmern
Grober Tremor
Hypothermie

28. Welche Symptome sprechen für einen Hitzschlag? 6
Kollabierter Patient (ohne Prodromi)
Trockene, warme Haut
Krämpfe
Verwirrtheitszustände
Delirium
Eventuell Koma

29. Wodurch ist ein Sonnenstich charakterisiert? 5
Hochroter, heißer Kopf
Starke Kopfschmerzen (Nackenschmerzen)
Übelkeit
Erbrechen
Schwindel

Kapitel VI

Anamneseerhebung und klinische Untersuchungen

1. Welche Bedeutung hat der Begriff „Anamnese"?
   Anamnese = Vorgeschichte des Kranken
   (griechisch anamnesis = Erinnerung)

2. In welche 6 Abschnitte wird die Anamnese häufig unterteilt?
   a) Abklärung der derzeitigen Beschwerden
   b) Abklärung der früheren Erkrankungen/Untersuchungen
   c) Pflichtfragen zum Ausschluß anderer nicht genannter Erkrankungen
   d) Fremdanamnese (z. B. Befragung von Angehörigen)
   e) Familienanamnese
   f) Abklärung der sozialen Anamnese

3. Wie könnte die erste, von ihnen als Heilpraktiker gestellte Frage an den Patienten lauten?
   Welche Beschwerden haben Sie veranlaßt, mich in meiner Praxis aufzusuchen?

4. Um das Beschwerdebild, welches Ihnen der Patient angibt, genau einschätzen zu können, sollten Sie nach den „journalistischen 5 W's" fragen. Was bedeutet dies?
   a) Was? (Schilderung des Patienten)
   b) Wie? (Verlauf, Schmerzintensität)
   c) Wo? (Angabe der Lokalisation)
   d) Wodurch? (Auslösende Ursache; Verschlimmerung)
   e) Wann? (Zeit)

5. Nennen Sie die therapeutischen Pflichtfragen, die Sie an den Patienten stellen, um andere Erkrankungen auszuschließen!
   1. Fragen zur Gewichtsentwicklung
   (z. B. Abnahme bei Karzinomen, Gewichtszunahme bei Ödemen)

2. **Fragen zum Appetit**
   (z. B. Übelkeit und Erbrechen bei Gastritis)
3. **Fragen zum Trinkverhalten**
   (z. B. Durst bei Diabetes mellitus)
4. **Fragen zum Schlafverhalten**
   (z. B. Störungen bei Asthma cardiale)
5. **Fragen zum Stuhlgang**
   (z. B. Blutbeimengungen bei Tumoren)
6. **Fragen zum Wasserlassen**
   (z. B. Nykturie bei Herzinsuffizienz)
7. **Fragen nach Husten/Auswurf**
   (z. B. große Auswurfmengen bei Bronchiektasen)
8. **Fragen nach Nachtschweiß**
   (z. B. Hinweis auf eine Tbc)
9. **Fragen nach Menstruationsstörungen**
   (z. B. zum Ausschluß einer Gravidität)
10. **Fragen zu eingenommenen Medikamenten**
    (z. B. Hinweis auf Digitalisüberdosierung; ist der Patient markumarisiert; liegt eventuell ein Tablettenabusus vor u. a.)
11. **Fragen zum Alkohol- und Zigarettenkonsum**
    (z. B. Hinweis auf Leberschädigung)

6. Was ist die Grundvoraussetzung für eine exakte körperliche Untersuchung?
   Der Patient muß entkleidet sein.

7. Was versteht man unter Grundmeßgrößen?
   Bei Beginn einer Untersuchung werden die Grundmeßgrößen festgestellt:
   Größe
   Gewicht
   Körpertemperatur (evtl.)
   Atmung
   Pulszahl/Min.
   Blutdruckmessung

8. Worin liegt ein wesentlicher Unterschied zwischen axillarer und rektaler Temperaturmessung?

Bei der rektalen Temperaturmessung kann die Temperatur bis zu über einen ½ °C höher liegen, als bei axillarer Messung. Deshalb fragen Sie immer einen fiebernden Patienten, ob und wie das Fieber ermittelt wurde.

9. Nennen sie die Normalwerte der Körpertemperatur!
   Axillar: 36,9 °C
   Rektal: 37,4 °C

10. Welche Eindrücke können Sie, in bezug auf das Vorliegen eines krankhaften Geschehens, schon während des Gesprächs mit dem Patienten wahrnehmen?
    Körperhaltung (z. B. Tremor der Hände bei Hyperthyreose)
    Gangbild (z. B. kleinschrittiger Gang bei Parkinsonismus)
    Aussprache (z.B. gestört bei Herzinuffizienz durch Atemlosigkeit)
    Ernährungszustand (z. B. Kachexie bei Tumoren)
    Hautveränderungen (z. B. Gelbfärbung der Skleren bei Hepatitis)

11. In welcher Reihenfolge von Untersuchungen sollte ein Patient zweckmäßigerweise untersucht werden?
    1. Inspektion (Untersuchung durch Augenschein)
    2. Palpation (Untersuchung durch Betasten)
    3. Perkussion (Untersuchung durch Beklopfen)
    4. Auskultation (Untersuchung durch Abhorchen)

12. Ein Patient kommt zu Ihnen und klagt seit längerer Zeit über Kopfschmerzen. Welche einfachen Untersuchungen führen Sie auf alle Fälle durch?
    Palpation und Perkussion des Schädels (Nebenhöhlen) sind bei Kopfschmerzen obligatorisch angezeigt.

13. Es gibt 2 Möglichkeiten, die Halsbeweglichkeit eines Patienten zu prüfen. Nennen Sie diese Möglichkeiten!
    a) Aktive Bewegung des Kopfes durch den Patienten
    b) Passive Drehung des Kopfes durch den Therapeuten

14. Was machen Sie, wenn Sie bei der körperlichen Untersuchung eines Patienten am Hals tastbare, vergrößerte Lymphdrüsen feststellen?

Sofortige Prüfung der Lymphknoten (axillär, inguinal) und in der Ellenbeuge sowie Milzpalpation (Milztumor?). Sie sollten auch hier an Geschlechtskrankheiten denken!

15. Sie stellen bei der Untersuchung einer Patientin eine doppelseitige Halsvenenstauung fest. Woran denken Sie dabei?
Einflußhindernis im Bereich der Cava cranialis
Stauungsinsuffizienz des Herzens

16. In Hinblick auf welche Veränderungen untersuchen Sie bei einem Patienten die Schilddrüse durch Palpation?
Konsistenz der Schilddrüse (hart, derb, weich)
Verschieblichkeit der Schilddrüse
Schmerzhaftigkeit der Schilddrüse
Tastbare Knoten vorhanden
Verlagerung der Schilddrüse
Fehlender Palpationsbefund

17. Sie stellen bei einem Patienten eine vergrößerte Schilddrüse fest. An welche Erkrankungen denken Sie?
Hyperthyreose
Hypothyreose
Maligne Geschwülste der Schilddrüse
Euthyreote Struma

18. Nach welchen Gesichtspunkten führen Sie eine Brustkorbuntersuchung (Thoraxuntersuchung) durch?
Inspektion (Deformitäten, Vorwölbungen, Veränderungen der Haut, Bewegungen durch Puls und Atmung feststellbar?)
Palpation: (Beweglichkeit des Thorax', Konsistenz, Schmerzhaftigkeit, Vorwölbungen, Stimmfremitus)
Perkussion (Pathologische Schwingungen)
Auskultation (Atemgeräusche, Nebengeräusche)

19. Was bezeichnet man als Stimmfremitus?
Gemeint ist hiermit eine Untersuchung zur Feststellung von tastbaren Schwingungen bei der Phonation.

20. Wie wird eine Stimfremitus-Untersuchung durchgeführt?
Der Untersucher legt eine Hand (beim sitzenden Patienten) hinten zwischen der Axillarlinie und der Scapularlinie (etwa in Höhe der 8.–10. Rippe) auf. Der Patient wird nun aufgefordert, mit möglichst tiefer Stimme die Zahl 99 zu sprechen. Als Untersucher spürt man an der Handfläche dabei ein leichtes Schwingen bzw. Zittern der Thoraxwand. Diese Untersuchung wird vergleichend auf der gegenüberliegenden Körperseite durchgeführt.

21. Bei welchen Erkrankungen kann der Stimmfremitus abgeschwächt bzw. aufgehoben sein?
Pleuraerguß
Pneumothorax
Bronchusverlegung (z. B. durch Carzinom)

22. Worauf kann ein verstärkter Stimmfremitus Hinweis geben?
Pleuraschwarten

23. Bei der perkutorischen Untersuchung sind 4 Klangqualitäten zu unterscheiden. Nennen Sie diese!
Tief – hoch
Laut – leise
Gedämpft – ungedämpft
Tympanitisch – nicht tympanitisch

24. Was bezeichnet man als hypersonoren Lungenschall?
Dabei handelt es sich um einen tiefen, lauten, lang anhaltenden Ton bei der Perkussion über der Lunge. Er kommt vor bei vermehrtem Luftgehalt der Lunge (z. B. Emphysem).

25. Welche pathologischen Nebengeräusche können bei der Auskultation der Atemgeräusche festgetellt werden?
Feuchte Nebengeräusche oder Rasselgeräusche (z. B. Bronchitis, Infiltrate)
Trockene Nebengeräusche, Giemen und Brummen (z. B. Asthma)
Pleurareiben (Pleuritis)

26. Bei der Auskultation einer 66jährigen Patientin fällt Ihnen durch Zufall eine Einziehung der Brustwarze auf. Bei genauerer Inspektion sehen Sie eine Apfelsinenhaut. Woran denken Sie sofort?
Verdacht auf Karzinom!

27. Welche körperlichen Untersuchungsmethoden ermöglichen exakte Aussagen über das Herz?
Auskultation
Perkussion
Pulsbetastung

28. Nennen Sie die Palpationsstellen für arterielle Pulse!
A. temporalis
A. carotis
A. subclavia
A. axillaris
A. cubitalis
Aorta
A. femoralis
A. radialis
A. ulnaris
A. poplitea
A. tibialis posterior
A. dorsalis pedis

29. Welche Pulsqualitäten kennen Sie?
Pulsus durus (gespannter Puls)
Pulsus mollis (weicher Puls)
Pulsus parvus (kleine Blutdruckamplitude)
Pulsus magnus (große Blutdruckamplitude)
Pulsus celer et altus (schnellender, hoher Puls)
Dikroter Puls (tastbarer Doppelpulsschlag) insbesondere bei Fieber
Fadenförmiger frequenter Puls (z. B. bei Schock)

30. Nennen Sie die Normwerte der Pulsfrequenz bei Neugeborenen, erwachsenen Männern und Frauen!
Neugeborene 140/min.
Männer 70–62/min.
Frauen 75/min.

31. Was versteht man unter Bradykardie, Tachykardie und Arrhythmie?
Bradykardie = langsame Schlagfolge des Herzens, wobei der Pulsschlag weniger als 60/min. beträgt (unter 40/min. Lebensgefahr!)
Tachykardie = Steigerung der Herzfrequenz auf über 100/min.
Arrhythmie = Unregelmäßigkeit der Herztätigkeit

32. Wo liegt der Herzspitzenstoß?
Normalerweise liegt er im 5. ICR innerhalb der Medioklavikularlinie. Bei einer Rechtsherzhypertrophie kommt es oft zur Verlagerung nach links außen. Bei Linksherzhypertrophie und Dilatation nach links außen unten sowie außerhalb der Medioklavikularlinie.

33. Nennen Sie die Abhörstellen des Herzens (Auskulatationsstellen)!
Mitralklappen: 4. ICR (Interkostalraum) links parasternal sowie über der Herzspitze in der Medioklavikulargegend des 5. ICR links
Aortenklappen: über dem Sternalende des 2. ICR rechts sowie über dem Sternalende des 3. ICR links (= Punkt nach Erb)
Trikuspidalklappen: über dem Sternalende des rechten 5. ICR.
Pulmonalklappen: über dem Sternalende des 2. ICR links

34. Bei welchen Erkrankungen ist ein betonter 1. Herzton charakteristisch?
Mitralstenose (knallender Distanzton)
Hyperthyreose
Anämie
Fieber
sowie nach körperlicher und seelischer Belastung

35. Wobei findet man bei der Auskultation einen besonders betonten 2. Herzton?
Bei arterieller Hypertension.

36. Bei welcher Erkrankung kommt es zu dem typischen perikarditischen Reiben?
Bei Auskultation finden sich laute, ohrnahe, über die Systole und Diastole unregelmäßig verteilte Geräusche (Reibegeräusche) bei Perikarditis fibrinosa.

37. Welche Auffälligkeiten des Abdomens können alleine durch Inspektion wichtige diagnostische Hinweise geben?
Vergrößerung einzelner Organe (z. B. Leberschwellung)
Vorwölbung durch Tumore
Hautveränderungen
Fettpolster
Narben
Gefäßzeichnungen
Hernien
Ödeme (Aszites = Bauchwassersucht)
Blähbauch

38. Welche Eindrücke erhalten Sie bei der Leberpalpation?
Größe des Organs
Konsistenz (hart, derb, weich, schlaff usw.)
Schmerzhaftigkeit
Tastbare Knoten

39. Was versteht man unter „Loslaßschmerz"?
Bei Druck auf der schmerzlichen Gegenseite wird die Kompression schlagartig weggenommen. Dabei kann auf der erkrankten Seite ein Schmerz auftreten (siehe Appendizitis).

40. Sie wollen bei einem Patienten die Wirbelsäule untersuchen. Worauf achten Sie?
Zu beachten ist bei der Inspektion:
Stellung des Beckens
Stellung der Schultern
Dornfortsatzreihe (Seitenabweichungen)
Krümmung der Wirbelsäule (Lordose, Kyphose, Skoliose)

41. Was versteht man bei der neurologischen Unteruchung unter Babinski-Reflex?
Bei **positivem** Babinski-Reflex: durch Bestreichen des lateralen Fußrandes tritt statt der normalerweisen Plantarflexion der Zehen eine langsame, isolierte Dorsalflexion der Großzehe ein (= Großzehenzeichen).

42. Wofür ist ein positiver Babinski-Reflex ein beweiskräftiges Symptom?
Organische Schädigung der Pyramidenbahn.

Kapitel VII

Fragen und Antworten zur Laboratoriumsdiagnostik

1. Was versteht man unter einem Blutbild?
   Blutstatus, Hämogramm oder Blutbild ist eine Nebeneinanderstellung der aus einer Blutprobe durch Zählung ermittelten Erythrozyten-, Leukozyten-, Thrombozyten- und Retikulozytenwerte sowie der durch Auszählung eines Blutausstrichs festgestellten Prozentzahlen kernhaltiger Blutkörperchen.

2. Nennen Sie Normwerte von: Erythrozyten, Retikulozyten, Thrombozyten, Leukozyten, Hämoglobin, Hämatokrit sowie Färbeindex!
   Erythrozyten: Männer 5,4 Mill./mm^3, Frauen 4,8 Mill./mm^3
   Retikulozyten: 7–15 0/00/Mill. der Erys
   Thrombozyten: 200–300.000 µl
   Leukozyten: 4–9 000 µl
   Hämoglobin: Männer 16 g %, Frauen 14 g %
   Hämatokrit: Männer 42–52 %, Frauen 38–48 %
   Färbeindex: 0,9–1,1

3. Nennen Sie die Leukozytenunterarten!
   Basophile 0–1 %
   Eosinophile 2–4 %
   Myelozyten 0 %
   Jungendliche 0 %
   Stabkernige 3–5 %
   Segmentkernige 50–70 %
   Lymphozyten 25–40 %
   Monozyten 2–6 %

4. Wo wird die Alpha-Amylase produziert?
   Die Amylase wird überwiegend in der Bauchspeicheldrüse und in den Speicheldrüsen produziert. Sie wird durch die Nieren (zu geringen

Teilen auch durch den Darm) ausgeschieden. Das Gleichgewicht zwischen Produktion und Ausscheidung bestimmt im wesentlichen den Serumspiegel.

5. Bei welchen wichtigen Erkrankungen kommt es zu einem erhöhten Serumspiegel von Alpha-Amylase?
Pankreaserkrankungen (akute und chronische Pankreatitis u. a.)
Ulkus- und Gallenblasenperforation
Speicheldrüsenerkrankungen
u. a.

6. Was versteht man unter Bilirubin?
Bilirubin ist das Abbauprodukt des Häm (= Farbstoffanteil des Hämoglobins) von gelbbraunroter Farbe (Gallenfarbstoff).

7. Wovon wird der Bilirubin-Serumspiegel bestimmt?
Der Serumspiegel wird bestimmt durch die Bildung des Bilirubins vorwiegend aus Hämoglobin, durch die Leistungsfähigkeit der Leber, Bilirubin zu konjugieren und durch die Ausscheidung in ein freies Gallenwegssystem.

8. Was bedeutet konjungiertes und nichtkonjungiertes Bilirubin?
Konjungiertes Bilirubin = direktes Bilirubin (in der Leber kommt es zur Kopplung des Bilirubins an Glukuronsäure; Bilirubin wird dadurch **wasserlöslich)**
Nichtkonjungiertes Bilirubin = indirektes Bilirubin (Nicht an Glukoronsäure gebunden)

9. Wie wird eine Blutkörperchensenkungs-Untersuchung durchgeführt?
2 ml Citratblut (Verhältnis Blut: Na-Citrat 3,8 % = 4 : 1) werden in einem mit einer mm-Graduierung versehenen Glasrohr bis zur Höhe von 20 cm aufgezogen. Das Rohr wird senkrecht fixiert und die Sedimentationsgeschwindigkeit der Erythrozyten in mm/Std. angegeben.

10. Wieso kommt es zur Senkung der Eryhthrozyten?
Die Erythrozyten sind schwerer als das Plasma. Sie sinken deshalb der Schwerkraft folgend zu Boden, während sie das Plasma nach oben verdrängen.

11. Wodurch wird eine Senkungsbeschleunigung hervorgerufen?
Durch Vermehrung großmolekularer Eiweißkörper im Plasma wird die Senkung beschleunigt. **Außerdem** aber auch bei einer Verminderung der Erythrozytenzahl (wichtig bei Anämien!)

12. Bei welchen Erkrankungen ist die BSG beschleunigt?
Entzündungen
Tumoren
Dysproteinämien
Paraproteinämien

13. Bei welchen Erkrankungen kommt es zu einer Verlangsamung der BSG?
Polyzythämie
Polyglobulie
Herzinsuffizienz
Allergische Zustände
Vegetative Dystonie bei Jugendlichen
Sichelzellenanämie

14. Kennen Sie Medikamente, die als „Senkungsblocker" wirken?
Acetylsalizylsäure
Cortison
Phenylbutazon
u. a.

15. Nennen Sie die Normalwerte der Blutkörperchensenkungsgeschwindigkeit nach Westergren!
Männer: nach 1 Stunde 3–8 mm/nach 2 Stunden 5–18 mm
Frauen: nach 1 Stunde 6–11 mm/nach 2 Stunden 6–20 mm

16. Kennen Sie Erkrankungen, bei denen trotz normaler BSG ein krankhafter Prozeß vorlag?
Im Frühstadium einer Krankheit
Bei Virusinfektionen
Bei Erkrankungen, die ohne Entzündung ablaufen
Bei Nekrosen
Bei Malignomen
Bei Zweiterkrankung, die eine Senkung verlangsamt

17. Wovon ist der Eisen-Serumspiegel abhängig?
Der Eisen-Serumspiegel ist abhängig von der eisenhaltigen Nahrungsaufnahme, der Eisenresorption, dem Eisenverlust und Eisenverbrauch sowie von der Verteilung im Organismus.

18. Wie hoch ist der Eisengehalt im menschlichen Organismus?
Der Eisengehalt beträgt etwa 3–6 g, davon sind ⅔ im zirkulierenden Hämoglobin gebunden. Das restliche Eisen wird in Form von Ferritin sowie Hämosiderin gespeichert (RES von Leber, Milz und Knochenmark).

19. Nennen Sie den Eisen-Normalwert!
70–150 µg/100 ml

20. Wodurch kann es zu einem erniedrigten Eisen-Serumspiegel kommen?
Fehlernährung
Malabsorptions- und Maldigestionssyndrom
Atrophische Gastritis
Gravidität
Menstruation
Blutungen (akute und chronische)
Akute und chronische Entzündungen
Tumorerkrankungen

21. Wovon ist der Eiweiß-Serumspiegel abhängig?
Der Eiweiß-Serumspiegel ist abhängig von der Eiweißzufuhr durch die Nahrung, der Bildung normaler oder pathologischer Eiweiße in Leber und RES sowie dem Verlust von Eiweißen.

22. Wie werden Eiweiße eingeteilt?
1. Proteine (einfache Eiweiße)
2. Proteide (Verbindung von Eiweiß mit einer Nichteiweißkomponente)

23. Nennen Sie die Normalwerte von: Gesamteiweiß, Albumine, Alpha1-Globuline, Alpha2-Globuline, Beta-Globuline sowie Gamma-Globuline!

Gesamteiweiß: 6,6–8,7 g/100 ml
Albumine: 2,9–5,2 g/100 ml
Alpha1-Globuline: 0,2–0,5 g/100 ml
Alpha2-Globuline: 0,6–1,1 g/100 ml
Beta-Globuline: 1,0–1,6 g/100 ml
Gamma-Globuline: 1,9–2,7 g/100 ml

24. Bei welchen Erkrankungen kommt es zu einem Verlust der Gesamteiweiße?
Ungenügende Eiweißzufuhr
Anorexia nervosa
Malabsorptions- und Maladigestionssyndrom
Nephrotisches Syndrom (erhöhter Eiweißverlust durch renale Ausscheidung)
Fortgeschrittene Leberzirrhose
Ausgedehnte Hauterkrankungen (z. B. Verbrennungen)
Erhöhter Eiweißverbrauch (z. B. Tumorerkrankungen)

25. Kennen Sie eine Erkrankung, bei der es zu einer Serumproteinspiegelerhöhung kommt?
Plasmozytom (multiples Myelom)

26. Was versteht man unter „Elektrophorese"?
Hierbei handelt es sich um ein diagnostisches Verfahren zur analytischen und präparativen Trennung verschiedenster Substanzgemische im elektrischen Gleichstromfeld. Das größte Interesse gilt dabei der biochemischen Analytik von Proteinen und Nukleinsäuren (siehe Frage Nr. 23).

27. Was ist Fibrinogen?
Fibrinogen = Blutgerinnungsfaktor I (siehe Blutgerinnung).

28. Wo wird im menschlichen Körper Fibrinogen gebildet?
Im RES der Leber und des Knochenmarks.

29. Nennen Sie den Fibrinogen-Normalwert!
250–350 mg %

30. Wovon ist der Serumblutzuckerspiegel abhängig?
Der Blutzuckerserumspiegel ist abhängig von der Zuckeraufnahme mit der Nahrung, dem Glukoseverbrauch im Stoffwechsel, der Regulation durch Insulin und insulinantagonistische Hormone sowie von der Zuckerfreisetzung aus den Depots.

31. Wie ist der Serumblutzucker-Normalwert?
70–110 mg %

32. Wie nennt man eine primäre Hyperglykämie?
Primäre Hyperglykämie = Diabetes mellitus.

33. Kennen Sie auch Erkrankungen, bei denen es zu einer sekundären Hyperglykämie kommen kann?
Akute und chronische Pankreatitis
Andere Pankreaserkrankungen (z. B. Pankreaskarzinom)
Morbus Cushing
Einnahme von Diuretika
Fieberzustände
Schock
u. a.

34. Wovon wird der Harnsäure-Serumspiegel bestimmt?
Er ist abhängig durch die Nukleinsäureaufnahme (geringer Einfluß), durch die Bildung der Harnsäure im Purinstoffwechsel sowie durch renale und gastrointestinale Ausscheidung.

35. Wie nennt man eine primäre Hyperurikämie?
Primäre Hyperurikämie = Gicht

36. Nennen Sie die Normalwerte der Harnsäure!
Männer: 2,5–6,5 mg %
Frauen: 2–6 mg %

37. Wovon ist die Harnstoff-Serumkonzentration abhängig?
Harnstoff ist Hauptendprodukt des Stickstoffwechsels. Die Konzentration im Serum ist deshalb abhängig von der Eiweißzufuhr, dem Katabolismus sowie der Ausscheidung über die Nieren.

38. Nennen Sie die Harnstoff-Normalwerte!
15–45 mg %

39. Wovon ist der Kalium-Serumspiegel abhängig?
Von der Kaliumaufnahme und Kaliumresorption sowie von Kaliumverlusten und Kaliumverschiebungen zwischen inter- und extrazellulärem Raum.

40. Nennen Sie die Normalwerte von Kalzium!
9–10 mg %

41. Nennen Sie eine wichtige Erkrankung, bei der es zu erhöhten Serumkalziumwerten kommt!
Hyperparathyreodismus

42. Was versteht man unter Kreatininphosphokinose (= CPK)?
Hierbei handelt es sich um ein Enzym, welches vorwiegend im Skelett- und Herzmuskel und im Gehirn nachweisbar ist. Eine CPK-Erhöhung im Serum ist Hinweis auf Zelluntergang.

43. Nennen Sie eine wichtige Erkrankung, bei der es zur Erhöhung der CPK-Werte im Serum kommt!
Herzmuskelerkrankungen (Myokardinfarkt!)

44. Woraus setzen sich die Lipide (Gesamtlipide) zusammen?
Neutralfetten (Triglyzeriden)
Fettsäuren
Phosphatiden
Cholesterin

45. Welche Enzyme kennen Sie, die Aminogruppen von einer Substanz auf eine andere übertragen (Transaminierung)?
Die Transaminasen:
SGOT = Serum-Glutamat-Oxalazetat-Transaminase
SGPT = Glutamat-Pyruvat-Transaminase

46. Nennen Sie die Normalwerte der Transaminasen!
SGOT 5–13 U/l
SGPT 4–11 U/l

47. Bei welchen wesentlichen Erkrankungen kommt es zur Erhöhung der Transaminasenwerte?
Herzinfarkt (SGOT)
Lebererkrankungen (Hepatitis u. a.)
Muskelerkrankungen (SGOT)

48. Was versteht man unter Bence-Jones-Proteine?
Hierbei handelt es sich um niedermolekulare L-Ketten-Paraproteine, welche die besondere Eigenschaft haben, beim Erhitzen des Urins auf etwa 60 °C auszufallen und sich bei noch höherer Temperatur (80 °C) wieder aufzulösen.

49. Bei welchen Patienten können Bence-Jones-Proteine im Urin nachgewiesen werden?
Bei Patienten mit multiplem Myelom.

50. Wie nennt man eine Bilirubinausscheidung im Harn?
Das Auftreten von Bilirubin im Harn wird Bilirubinurie genannt.

Wichtig!
Normalerweise kommt Bilirubin im Harn nicht vor. Es tritt dann auf, wenn der Schwellenwert im Blut überschritten ist. Ausgeschieden wird nur direktes Bilirubin. Bilirubinhaltiger Harn hat ein bierbraunes bis grünlichschwarzes Aussehen. Der Harn zeigt dabei den charakteristischen gelben Schüttelschaum.

51. Wofür spricht ein positiver Nachweis von Bilirubin im Urin?
Er spricht für eine Lebererkrankung.

52. Wie nennt man eine Zuckerausscheidung im Urin?
Glukosurie

53. Wann beobachtet man eine Glukosurie?
Normalerweise ist im Urin kein Zucker nachweisbar. Eine Zuckerausscheidung findet man dann, wenn infolge einer Hyperglykämie vermehrt Glukose filtriert und die Rückresorptionskapazität der Nieren überschritten wird.

54. Sie finden bei der Laboruntersuchung eines Patienten eine Glukosurie, obwohl der Blutzuckerspiegel im Normbereich liegt. Woran denken Sie?
Hinweis auf eine renales Geschehen.

55. Die im Handel befindlichen Teststäbchen wie Combur-Test oder Urostix sind zwar glukosespezifisch, sie können jedoch durch bestimmte Einflüsse in ihrer Aussagekraft gestört werden. Nennen Sie die wichtigsten Störfaktoren!
Medikamenteneinnahme des Patienten (z. B. Ascorbinsäure)
Restbestandteile von Reinigungsmitteln in den Untersuchungsgefäßen.

56. Scheiden nierengesunde Menschen Eiweiß im Harn aus?
Ja. Maximal 100–150 mg Eiweiß/24 Std.

57. Wie nennt man eine Eiweißausscheidung im Urin über 150 mg/24 Std.?
Proteinurie.

58. Bei welchen Erkrankungen kommt es zur symptomatisch im Vordergrund stehenden Proteinurie?
Sämtliche Formen der Glomerulonephritis
Glomerulosklerose
Amyloidniere
Bakterielle Pyelonephritis
Plasmozytomniere
Abakterielle interstitielle Nephritis
u. a.

59. Kennen Sie auch extrarenale Ursachen einer Proteinurie?
Rechtsherzinsuffizienz
Perikarditis
Trikuspidalinsuffizienz
Fieberhafte Infektionskrankheiten

60. Schließt ein einmaliger negativer Eiweißnachweis eine parenchymatöse Nierenerkrankung aus?
Nein.

61. Bei Vorliegen welcher Symptome spricht man von nephrotischem Syndrom?
Proteinurie von mehr als 3,5–5 g/24 Std.
Hypoproteinämie
Dysproteinämie
Ödemen
Hyperlipidämie

62. Was versteht man unter orthostatischer oder benigne Proteinurie?
Die Proteinurie überschreitet dabei selten 1000 mg/die. (Vorkommen besonders bei Jugendlichen, insbesondere nach körperlicher Anstrengung, ausgedehnte Mahlzeiten und längerem Stehen. Die Genese ist unklar).

63. Wie nennt man das Auftreten von Urobilinogen im Harn?
Urobilinogenurie.

64. Wo kommt Urobilinogen her?
Das über die Gallenwege in den Darm gelangende Bilirubin wird im Darm zu Urobilinogen (und Stercobilinogen, Mesobilirubinogen) abgebaut. Urobilinogen wird zu einem kleinen Teil rückresorbiert und erneut über die Pfortader der Leber zugeführt, um wiederum mit der Galle ausgeschieden zu werden (= enterohepatischer Kreislauf).

65. Nennen Sie die Normalwerte von Urobilinogen im Harn!
1–4 mg täglich.

66. Bei welchen Krankheitsprozessen findet sich eine vermehrte Ausscheidung von Urobilinogen?
Hämolytische Prozesse jeglicher Genese
Leberparenchymschäden
Schwere Allgemeinerkrankungen (Herzinsuffizienz u. a.)

67. Bei welchen Erkrankungen kann der Urobilinogennachweis negativ sein?
Kompletter Verschlußikterus
Schwerste toxische Leberschädigungen
(Auch nach längerer Einnahme von Breitbandantibiotika!)

68. Was sind Porphyrine?
Porphyrine sind Zwischenprodukte der Hämsynthese, insbesondere in Leber und Knochenmark.

69. Nennen Sie Ursachen für das Auftreten einer Porphyrinurie (roter Urin!).
Leberparenchymschäden
Uretersteine
Blutkrankheiten
Neoplasmen
u. a.

70. Was bedeuten Hyposthenurie, Hypersthenurie und Isosthenurie? (gr. staenos = stärke)
Hyposthenurie = verminderte Harnkonzentration (spezifisches Gewicht unter 1,010)
Hypersthenurie = Ausscheidung eines hochgestellten Harns (spezifisches Gewicht über 1,025)
Isosthenurie = Gleichbleiben der Harnkonzentration (spezifisches Gewicht zwischen 1,010 und 1,012)

71. Wann sinkt häufig das spezifische Gewicht auf Werte von 1,001 bis 1,003 ab?
Eine Hyposthenurie findet sich häufig nach Wasserdiurese (nach reichlicher Flüssigkeitszunahme). Die Harnfarbe ist dann fast wasserhell.

72. Wodurch kann es zu einer Hypersthenurie kommen?
Umgekehrt zur Hypersthenurie kommt es im Durstzustand zu einem hohen spezifischen Gewicht (bis zu 1,040). Der Urin ist dann dunkelbernsteinfarben.

73. Bei welcher klassischen Erkrankung beobachtet man trotz starker Diurese und heller Harnfarbe ein erhöhtes spezifisches Gewicht?
Bei Diabetes mellitus.

74. Bei hoch fieberhaften Patienten beobachtet man in der Regel einen konzentrierten dunklen Urin. Wie kommt das?

Häufig liegt eine Kombination von verstärktem Eiweißabbau, Dehydration und gleichzeitig vermehrter Ausscheidung von Gallenfarbstoffen zugrunde.

75. Nennen Sie die 3 wichtigsten klinischen Ursachen für das Vorliegen eines roten Harns!
Hämaturie
Hämoglobinurie
Porphyrinurie

76. Woran muß bei einer schmerzlosen Makrohämaturie immer gedacht werden?
Bis zum Beweis des Gegenteils muß eine Makrohämaturie immer als Symptom eines Blasen- oder Nierentumors angesehen werden!

77. Woran denken Sie auch bei unklarer Mikrohämaturie?
Subakute bakterielle Endokarditis.

78. Welche klinischen Untersuchungen sind bei Hämaturie angezeigt?
2-Gläserprobe
Sedimentanalyse
Gerinnungsstatus
Urethro-Zystoskopie
Röntgenaufnahmen
Evtl. Nierenbiopsie

79. Wie wird die 2-Gläserprobe durchgeführt und welche Aussagen können dadurch gemacht werden?
Der Patient entleert seinen Urin nacheinander in 2 Gläser. Ist dabei nur die erste Portion verfärbt (die zweite dabei klar), so spricht man von einer initialen Hämaturie. Eine häufige Ursache beim Mann ist ein Prostata-Adenom oder -Karzinom. Bei der Frau liegt häufig eine Urethrapolyp vor.
Bei absoluter Hämaturie sind beide Gläser gleichmäßig verfärbt. Diese Hämaturie stammt aus der Blase, den oberen Harnwegen oder der Niere.

80. Wann erscheint freies Hämoglobin im Harn?
Es erscheint dann im Harn, wenn ein Erythrozytenzerfall intravaskulär, intrarenal oder im Urin stattgefunden hat.

81. Sie wollen in Ihrer Heilpraktiker-Praxis bei einem Ihrer Patienten eine Urinuntersuchung durchführen. Bei der Inspektion des frischgelassenen Urins fällt Ihnen eine auffallende Trübung auf. An welche Ursachen denken Sie?
Bakteriurie (Anwesenheit von Bakterien im Harn)
Pyurie (Eiterharn)
Hämaturie (Blut im Harn)
Lipidurie (Fett-Tröpfchen im Harn)
Chylurie (Lymphe im Urin)
Pneumaturie (Luftblasen im Urin)
Phosphaturie (sogenannte Milchpisser)
Uraturie (Ziegelmehl)

82. Wodurch können auch Urinfarbveränderungen hervorgerufen werden?
Medikamenteneinnahme
Süßigkeiten (insbesondere bei Kindern rosa-farbenen Urin, auch Süßigkeiteneinnahme, welche mit Eosinfarben gefärbt wurden)

83. Nennen Sie spezifische Harngerüche!
1. Geruch nach Birnen bei Ketoazidose (Hunger, Diabetes)
2. Geruch nach verdorbenem Fleisch (Pyurie)
3. Geruch, der charakteristisch stechend nach Spargelmahlzeiten auftritt.

84. Nennen Sie die Einteilung der Harnsedimente!
1. Zellen (Leukos, Erys, Ephithelien)
2. Harnzylinder
3. Harnkristalle
4. Verschiedenes (Schleim, Spermien, Bakterien, Fette u. a.)

85. Was versteht man unter „Mittelstrahlurin“?
Bei der Uringewinnung wird während der Miktion der Urin so gewonnen, daß ein steriles Gefäß kurz in den Harnstrahl gehalten wird. Die Miktion wird dabei aber nicht unterbrochen (möglichst Morgenurin entnehmen!).

86. Welche Urinwerte können mit einem Combur 9-Teststreifen ermittelt werden?
Folgende Routine-Untersuchungen sind mit einem Teststäbchen möglich:
Leukozyten
Nitrit
Ph-Wert
Eiweiß
Glukose
Keton
Urobilinogen
Bilirubin
Blutnachweis

Kapitel VIII

Leitsymptome

1. Was ist ein Symptom?
   Symptom = Krankheitszeichen.

2. Was versteht man unter einem Leitsymptom?
   Das Leitsymptom ist das typische Krankheitszeichen, welches eine Krankheit charakterisiert.

3. Was bedeutet „Symptomenkomplex“?
   Symptomenkomplex, Syndrom oder Zeichengruppe bezeichnen eine Gruppe zusammengehöriger Erscheinungen.

Durst

1. Wie hoch ist die normale tägliche Wasseraufnahme eines Menschen in Mitteleuropa?
   Die Trinkmenge beträgt etwa 1,5 Liter/Tag.

2. Wie bezeichnet man einen krankhaften Durst?
   Polydipsie.

3. Nennen Sie Ursachen für das Auftreten einer Polydipsie!
   Polydipsie ist ein Leitsymptom bei **Diabetes mellitus, Diabetes insipidus** sowie osmotische Diurese anderer Ursachen. Einen extrarenalen Wasserverlust findet sich bei:
   Starkem Schwitzen
   Bildung ausgeprägter Ödeme
   Große Blutverluste
   Durchfälle und Erbrechen über längere Zeit

4. Wodurch wird das Durstgefühl im menschlichen Organismus reguliert?
Die Regulation des Durstgefühls findet über das Durstzentrum im Hypothalamus statt.

5. Welche Personengruppe gibt häufig ein vermindertes Durstgefühl an?
Alte Menschen.

Kopfschmerzen

1. Handelt es sich bei „Kopfschmerzen" um eine Erkrankung?
Nein, Kopfschmerz ist ein Symptom.

2. Kennen Sie andere Bezeichnungen für „Kopfschmerz"?
Cephalgia, Cephalaea.

3. In welche Formen kann der Kopfschmerz eingeteilt werden?
Selbständige Kopfschmerzformen
Z. B. Migräne, vasomotorische Kopfschmerzen
Kopfschmerzen bei Erkrankungen einzelner Organe
Z. B. Otitis media, Gehirnerkrankungen wie Tumoren, Enzephalitis u. a.
Kopfschmerzen bei Allgemeinerkrankungen
Z. B. Infektionserkrankungen
Psychogene Kopfschmerzen
Z. B. Neurosen, Migräne, Psychosen u. a.

4. Was versteht man unter „Migräne"?
Hierbei handelt es sich um episodisch auftretende, durch eine Gefäßregulationsstörung der größeren Hirnarterien verursachte Kopfschmerzen (jedoch nicht obligat einseitig). Häufig geht die Migräne mit vegetativen und eventuell neurologischen Symptomen einher.

5. Was versteht man unter einer „Stauungspapille"?
Eine Stauungspapille ist eine wichtige Veränderung des Augenhintergrundes. Dabei kommt es zur knopfförmigen Vorwölbung der Sehnervpapille mit Verlust der scharfen Begrenzung.

6. Wie bezeichnet man die Untersuchung des Augenhintergrundes?
   Opthalmoskopische Untersuchung (mittels eines Augenspiegels).

7. Bei welchen Erkrankungen kann sich eine Stauungspapille zeigen?
   Hirngeschwülsten (infolge erhöhten intrakraniellen Druckes)
   Hirnblutungen
   Hydrozephalus
   Neuritis optici

8. Nennen Sie wichtige Untersuchungsmethoden bei unklaren Kopfschmerzen!
   Internistische Untersuchung
   Kreislauf- und Nierenfunktionsprüfungen
   Neurologische Untersuchung
   Röntgen-Aufnahmen des Schädels
   Opthalmoskopische Untersuchung
   Augendruckmessung
   Elektroenzephalographische Untersuchung (EEG)
   Computer-Tomographie (CT)
   HNO-Untersuchung
   Zahnärztliche Untersuchung

Ödeme

1. Was bezeichnet man als Ödem?
   Beim Ödem handelt es sich um eine Hautschwellung infolge übermäßiger Flüssigkeitsansammlung im Interstitium.

2. Was versteht man unter „Anasarka"?
   Anasarka = ausgedehnte Ödeme

3. Handelt es sich beim Myxödem um ein Ödem?
   Nein. Beim Myxödem handelt es sich um eine Hypothyreose, welche durch ödemaös-teigigen Infiltration der Haut, vor allem im Gesicht und an den Extremitäten gekennzeichnet ist.

4. Nennen sie Ursachen für das Auftreten von Ödemen!
Nierenerkrankungen (z. B. Glomerulonephritis)
Herzerkrankungen (z. B. Herzinsuffizienz)
Lebererkrankungen
Medikamenteneinnahme (z. B. Rauwolfia-Alkaloide)
Hungerödeme
Endokrine Störungen (z. B. Schwangerschaft)
Allergische Ödeme
u. a.

5. Wodurch entstehen Hungerödeme?
Wenn der Kalorienbedarf primär durch Kohlenhydrate und in zu geringen Mengen durch Eiweiße gedeckt wird, entstehen Hungerödeme.

6. Mit welchen anderen Erscheinungen zeigen sich häufig kardiale Ödeme?
Herzvergrößerung
Lebervergrößerung
Venenstauung (besonders im Hals)
Nykturie (**häufiges** Symptom „nächtliches Wasserlassen" bei Herzinsuffizienz)
Dyspnoe
Andere Symptome der Herzerkrankungen

7. Für welche Erkrankungen sprechen überwiegend generalisierte Ödeme?
Herzinsuffizienz
Nierenerkrankungen

8. Wann kommt es bevorzugt zu Gesichtsödemen?
Allergische Erkrankungen
Entzündliche Erkrankungen

9. Wie ist die Konsistenz bei kardialen und renalen Ödemen?
Sie lassen sich meist weich und leicht eindrücken.

10. Wann kann es bei gesunden Menschen zur Ausbildung von Unterlidödemen kommen?
Nach Schlafentzug.

Exantheme

1. Was sind Exantheme?
Exantheme sind multiple, auf größeren Körperpartien ausgebreitete Hautveränderungen. Hierbei können die Exantheme hämatogener, lymphogener oder neurogener Herkunft sein.

2. Welche Formen von Effloreszenzen (Hautblüten) sind zu unterscheiden?
Macula (Fleck)
Papula (Knötchen)
Tuber (oberflächlicher Knoten)
Nodus (tieferer Knoten)
Urtica (Quaddel)
Vesicula (Bläschen)
Bulla (Blase)
Pustula (Eiterbläschen)
Cystis (Zyste)

3. Bei welchen Infektionskrankheiten kommt es zum Auftreten generalisierter Exantheme?
Röteln
Masern
Scharlach
Windpocken
Typhus
Paratyphus
Pfeiffersches Drüsenfieber
Toxoplasmose
Fleckfieber
Coxsackie A Virus-Infektion
Echo-Virus-Infektion

4. Bei welchen Infektionserkrankungen kommt es zu lokalisierten Exanthemen?
   Milzbrand
   Erysipel
   Impetigo contagiosa
   Herpes simplex/zoster
   Eiterausschläge

5. Nennen Sie ein Exanthem, welches nicht durch eine Infektion hervorgerufen wird!
   Arzneimittelexanthem.

6. Was ist die häufigste, exanthematische meldepflichtige Infektionskrankheit?
   Scharlach.

Fieber

1. Was bedeutet „Fieber"?
   Fieber (lat. febris) = erhöhte Körpertemperatur.

2. Wodurch kann Fieber bei einem Menschen hervorgerufen werden?
   1. Infektionserkrankungen
   2. Nichtinfektiöse Erkrankungen

3. Nennen Sie nichtinfektiöse Erkrankungen, die mit Fieber einhergehen können!
   Rheumatisches Fieber
   Polyarthritis
   Immunerkrankungen
   Hyperthyreose
   Tumoren
   Allergische Erkrankungen (evtl.)

4. Von welchen Symptomen wird eine fieberhafte Erkrankung meist begleitet?
   Erhöhte Herzfrequenz (pro Grad erhöhte Temperatur etwa erhöhte Pulsfrequenz um 8–10 Schläge/Min.)

Gesteigerte Atmung
Herpes labialis (Fieberbläschen)
Allg. Krankheitsgefühl (Mattigkeit, Kopf- und Gliederschmerzen, Durst u. a.)
Erhöhte Schweißabsonderung
u. a.

5. Was versteht man unter: Febris continua, Febris remittens und Febris intermittens?
Febris continua = gleichmäßiges Fieber (z. B. bei Typhus und Paratyphus)
Febris remittens = Fieber mit einer Differenz von nicht mehr als 1,5 °C am Tag (z. B. Viruserkrankungen)
Febris intermittens = stundenweise Fieberanfälle (z. B. Septisches Fieber)

6. Bei welcher Infektionserkrankung findet man das typische undulierende (wogende) Fieber?
Brucellosen.

7. Bei einem Hausbesuch treffen Sie auf ein fieberndes Kind. Welche Fragen richten Sie an die Eltern?
Wie und wo ist das Fieber gemessen worden?
Fieberdauer?
Wie ist der Fieberverlauf (Fiebertypen)?
Gibt es weitere Symptome? Welche?
Ist das Fieber Haupt- oder Nebensymptom?
Sind andere Menschen (insbes. Kinder) vor kurzer Zeit erkrankt?
Werden Medikamente eingenommen?

8. Was versteht man unter einer Septikämie?
Septikämie = bakt. Allgemeininfektion (Blutvergiftung)

Husten

1. Kennen Sie die lateinische Bezeichnung für Husten?
   Tussis.

2. Kennen Sie verschiedene Hustentypen?
   Hüsteln (z. B. bei leichter Bronchitis)
   Feuchter Husten (z. B. bei Bronchiektasen)
   Trockener Husten (z. B. bei Pleuritis)
   Unterbrochener Husten (z. B. bei Rippenfrakturen)
   Krampfhusten (z. B. bei Keuchhusten)
   Krupp-Husten (= bellender Husten bei Erkrankung des Kehlkopfs)
   Pseudokrupp-Husten (z. B. bei Scharlach, Masern, Pertussis)

3. Eine 58jährige Patientin sucht Sie in Ihrer Heilpraktikerpraxis auf. Sie klagt über Husten. Was sollten Sie anamnestisch als erstes abklären?
   a) Welcher Hustentyp liegt vor?
   b) Besteht bei der Patientin Auswurf? Wie sieht das Sputum aus?
   c) Seit wann besteht der Husten (akut oder chronisch)?
   d) Zu welcher Zeit tritt der Husten auf? (Husten bei Herzinsuffizienz tritt häufig nachts auf!)

4. Welche weiteren Fragen sollten Sie an die obengenannte Patientin richten?
   Besteht Fieber?
   Bestehen Klagen über Heiserkeit?
   Bestehen pfeifende Atemgeräusche (Stridor)?
   Bestehen Schmerzen? Bestehen atemabhängige Schmerzen?
   Besteht eine Dyspnoe?

5. Wissen Sie wie man die gebräuchlichen Hustenmittel bezeichnet?
   Antitussiva.

6. Wissen Sie, wie codeinhaltige Antitussiva wirken?
   Es kommt bei Einnahme zur Blockierung der vermittelnden Bahnen, welche den Hustenreflex bedingen.

Dyspnoe

1. Was bedeutet „Dyspnoe"?
   Dyspnoe (gr. pnoe Atem) bezeichnet jede Form der Atemstörung. Der Mensch empfindet dabei Atemnot, Lufthunger, Kurzatmigkeit und ein Beklommenheitsgefühl.

2. Was wird mit den Begriffen Tachypnoe, Hyperventilation und Orthopnoe bezeichnet?
   Tachypnoe = beschleunigtes Atmen
   Hyperventilation = übermäßige Steigerung der Atmung
   Orthopnoe = höchste Stufe der Atemnot (es kann nur in aufrechter Haltung und der Inanspruchnahme der Atemhilfsmuskulatur kompensiert werden).

3. Nach welchen Formen kann man die Dyspnoe einteilen?
   Ursachen:
   a) Thorax, Atemwege und Lungen
   b) Kardiovaskulär
   c) Extrathorakal
   d) Psychogen

4. Nennen Sie Lungenerkrankungen, bei denen eine Dyspnoe charakteristisch ist!
   Pneumothorax
   Pneumonie
   Emphysem
   Pleuraerguß
   Keuchhusten

5. Nennen Sie kardiovaskuläre Erkrankungen, bei denen eine Dyspnoe zu beobachten ist!
   Herzinsuffizienz
   Herzinfarkt
   Herzrhythmusstörungen
   Lungenembolie
   Perikardititis

6. Mit welchem weiteren Leitsymptom tritt die Herzinsuffizienz häufig in Erscheinung?
   Ödeme.

Foetor

1. Was versteht man unter Foetor ex ore?
   Foetor ex ore = übler Mundgeruch/Atemgeruch

2. Nennen Sie wichtige Erkrankungen, bei denen häufig ein Foetor ex ore als Symptom auftreten kann!
   Stomatitis, Karies
   Tonsillarpfröpfe
   Infektion der Zunge
   Erkrankungen im oberen Intestinaltrakt
   Bronchiektasen/Lungenabszeß, Tumoren

3. Nennen Sie verschiedene Geruchsqualitäten!
   Acetongeruch (Apfelgeruch) bei Koma diabeticum
   Urinöser Geruch bei Urämie
   Süßlicher Mundgeruch bei Diphtherie
   Geruch nach frischer Leber bei Lebererkrankungen (Foetor hepaticus)
   Bittermandelöl-Geruch bei Zyankalivergiftung
   Knoblauchgeruch bei Phosphorvergiftung
   Nikotin- und Alkohol-Geruch nach Drogeneinnahme

Gewichtsverlust

1. Nennen Sie Ursachen für einen starken Gewichtsverlust!
   a) Zu geringe Nahrungsaufnahme (z. B. Fastenkuren)
   b) Gestörte Nahrungsaufnahmenutzung (z. B. chronische Pankreatitis)
   c) Erbrechen (z. B. Gastritis)
   d) Durchfälle (z. B. nach Magen-Entfernung)
   e) Organerkrankungen (z. B. Leberzirrhose und die verschiedensten **Tumoren**)

f) Stoffwechselerkrankungen (z. B. Diabetes mellitus)
g) Intoxikation (z. B. chronischer Alkoholismus)
h) Konstitutionelle Magersucht (ohne pathologischen Wert)
i) Fehlernährung (z. B. einseitige Diäten)

Erbrechen

1. Welche organischen Erkrankungen können zum Erbrechen führen?
Es können praktisch alle organischen Erkrankungen des Magen-Darm-Trakts und der Anhangsorgane (aber auch fast alle anderen Organerkrankungen sowie viele funktionelle Störungen) zum Erbrechen führen.

2. An welche Ursachen sollten Sie denken, wenn ein Patient über häufiges Erbrechen klagt?
   1. **Organische Verlegung** eines Organs (z. B. Oesophaguskarzinom)
   2. **Infektiöse Erkrankung** (siehe Infektionskrankheiten/Nahrungsmittelverg.)
   3. **Schleimhautreizung** (z. B. akute Gastritis)
   4. **Reflektorische Reizung** (z. B. Appendizitis, Pankreatitis)
   5. **Stoffwechselerkrankung** (z. B. diabetische Azidose)
   6. **Medikamenteneinnahme** (z. B. Digitalisüberdosierung)
   7. **Neurogene Erkrankung** (z. B. Hirntumor)
   8. **Erkrankung des Ohres** (z. B. Labyrinthitis)
   9. **Schwangerschaft** (Schwangerschaftserbrechen)
   10. **Migräne**
   11. **Andere Ursachen**

3. Zu welchen schweren Störungen kommt es bei häufigem Erbrechen?
Es kommt zu Wasser-, Chlor- und Wasserstoffionen-Verlust mit der Folge der Alkalose. Bei dekompensierter Alkalose treten Ketonkörper im Harn auf.

4. Da das Erbrechen bei sehr vielen verschiedenen Erkrankungen in Erscheinung treten kann, sollten zu Beginn der Anamnese welche wichtigen Fragen an den Patienten gerichtet werden?
Wie ist die Art des Erbrochenen?
Wie ist die Art des Erbrechens?

Zeitpunkt des Erbrechens?
Bestehende Schmerzen?
Ist das Erbrechen Haupt- oder Nebensymptom?
Welche anderen Symptome werden geklagt?

Blutiger Stuhl

1. Was versteht man unter dem Begriff „Meläna"?
   Meläna = Blutbeimengung im Stuhl (Blutstuhl).

2. Bei Erkrankungen welcher Darm-Abschnitte findet sich eine rote Blutbeimengung im Stuhl?
   Bei Erkrankungen aus dem unteren Darmabschnitt.

3. Bei Erkrankungen welcher Abschnitte findet sich eine schwärzliche/schwarze Blutbeimengung im Stuhl?
   Bei Erkrankungen aus höheren Abschnitten des Magen-Darm-Trakts oder aus der Speiseröhre (Teerstuhl).

4. Nennen Sie wichtige Ursachen für blutige Stühle!
   Ösophagusvarizen
   Magengeschwüre
   Darmgeschwüre
   Karzinome
   Entzündliche Darmerkrankungen
   Hämorrhoiden
   Hämorrhag. Diathese
   Invagination
   Mesenterialgefäßthrombose

5. Durch welche anderen Ursachen kann es zu dunklen Stühlen kommen?
   Medikamenteneinnahme (z. B. Kohle, Eisen)
   Bestimmte Nahrungsmittel (z. B. Blutwurst, Blaubeeren, Spinat)

6. Durch welchen diagnostischen Test kann okkultes (lat. occultus = verborgen) Blut nachgewiesen werden?
   Durch Benzidinprobe.

7. Ein 68jähriger Patient konsultiert Sie in Ihrer Praxis. Er berichtet von gelegentlichen „roten Stühlen". Außerdem fühle er sich in letzter Zeit sehr müde, abgeschlagen und habe an Gewicht verloren. Die Verdauungsbeschwerden habe er schon seit langer Zeit. Das zwischenzeitlich auftretende Fieber führe ihn aber nun in Ihre Praxis. Welchen Verdacht haben Sie?
   Verdacht auf Dickdarmkarzinom.

Diarrhoe

1. Welche 2 wesentlichen Verlaufsformen der zu häufig erfolgenden Stuhlentleerungen (Diarrhoen) sind zu unterscheiden?
   a) Akute Diarrhoe
   b) Chronische Diarrhoe

2. Nennen Sie Ursachen für akute Diarrhoe!
   1. **Infektion, Nahrungsmittelvergiftung** (siehe Infektionskrankheiten)
   2. **Toxisch-medikamentöse Genese** (z. B. Antibiotika, Alkoholabusus)
   3. **Allergische Genese**
   4. **Entzündungen** (z. B. Kolitis ulcerosa in einem Schub)
   5. **Reise-/Sommerdiarrhoe** (unklare Genese)

3. Durch welche Gruppen von Krankheitserregern können akute Diarrhoen verursacht werden?
   Bakterien (z. B. Salmonellen)
   Viren (z. B. Echoviren)
   Pilze (z. B. Candida albicans)
   Parasiten (z. B. Band- und Hakenwürmer)

4. Welche Ursachen kennen Sie für chronische Diarrhoen?
   1. Entzündungen (z. B. Morbus Crohn)
   2. Bösartiges Geschehen (z. B. Kolonkarzinom)
   3. Darminfektionen (z. B. Shigellen, Salmonellen, Askariden)
   4. Leber-Galle-Pankreaserkrankungen (z. B. chron. Pankreatitis)
   5. Psychogen (z. B. bei Angstzustände)
   6. Laxantienabusus
   7. Maldigestion/Malabsorption (z. B. Sprue-Zöliakie)
   8. Andere Erkrankungen (z. B. Allergien, Diabetes mellitus)

5. Welche Fragen sind an einen Patienten mit Diarrhoe zu richten, um differentialdiagnostische Abgrenzungen von Erkrankungen vornehmen zu können?
   Besteht akute oder chronische Diarrhoe?
   Seit wann bestehen Durchfälle? Wie ist das Allgemeinbefinden?
   Bestehen Gewichtsverluste? Wie ist der Stuhl beschaffen?
   Werden Medikamente eingenommen (Laxantien, Antibiotika)?
   Bestand in letzter Zeit Tropenaufenthalt?
   Welche anderen Veränderungen sind dem Patienten aufgefallen?

Obstipation

1. Was bedeutet „Obstipation“?
   Obstipation = Stuhlverstopfung/verzögerte Stuhlentleerung.

2. Durch welche krankhaften physiologischen Vorgänge kann es zur Stuhlverstopfung kommen?
   1. **Mechanische Hindernisse** (z. B. Kolonkarzinom)
   2. **Gestörte Darmmotorik** (z. B. bei Hypokaliämie)
   3. **Psychogene Reaktionen**
   4. **Rhythmus-Entleerungsstörungen** (z. B. nach Ortswechsel)
   5. **Einseitige Ernährung** (z. B. schlackenarme Kost)

3. Nennen Sie Ursachen für das Auftreten akuter Obstipationen!
   Nierenkolik, Gallenkolik
   Ulkus duodeni
   Fieberhafte Erkrankungen
   Schwangerschaft
   Infolge einer Gastroenteritis
   Medikamentenabusus
   Nach längerer Bettruhe
   Funktionelle Ursachen (z. B. Kostwechsel)

4. Nennen Sie organische Erkrankungen, in deren Folge es zur chronischen Obstipation kommen kann!
   Tumoren (insbesondere Kolontumoren)
   Obstruktion durch Fremdkörper (Verschluß)

Entzündungen (Divertikulitis u. a.)
Hypothyreose
Hypokaliämie

5. Welche Untersuchungen sind bei Obstipation (insbesondere bei Tumor-Verdacht) angezeigt?
Inspektion des Analbereichs
Rektale Untersuchung
Laboruntersuchungen (z. B. Blutbild, BSG, Elektrolyte)
Endoskopie
Röntgenuntersuchung

Aszites

1. Was bezeichnet man als Aszites?
Aszites = Bauchwassersucht (dabei kommt es zur Ansammlung seröser Flüssigkeit in der freien Bauchhöhle)

2. Durch welche Ursachen kann es zur Ausbildung einer Bauchwassersucht kommen?
a) Stauungen
- bei Herz-, Lungen- und Nierenerkrankungen
- bei Pfortaderhochdruck (z. B. Zirrhose, chron. Hepatitis, Pankreaskopf-Gallenblasenkarzinom)
- Ileus (Strangulation)

b) Peritonitis (bakteriell-eitrig, Tbc)
c) Wasserretention (Aldosteronismus)
d) Hypoproteinämie (nephrotisches Syndrom)

3. Was ist die häufigste Ursache für eine Aszites?
Am häufigsten wird Aszites durch Malignome verursacht.

4. Was bezeichnet man als Exsudat?
Bei Austritt von Flüssigkeit und Zellen aus den Blutgefäßen und Lymphbahnen, welche durch eine Entzündung verursacht wurde, spricht man von Exsudat. Charakteristisch ist ein trüb-blutiges Aussehen. Der Eiweißgehalt ist größer als 3,0 g %. Das spezifische Gewicht liegt über 1015.

5. Was bezeichnet man als Transsudat?
Transsudate sind **nicht**-entzündliche Ergüsse in Körperhöhlen.
Das Aussehen ist hell-klar. Der Eiweißgehalt liegt unter 3,0 g %.
Das spezifische Gewicht ist kleiner als 1015.

6. Bei der klinischen Untersuchung einer Bauchwassersucht finden sich charakteristische Veränderungen. Nennen Sie diese!
Straffe Bauchhaut
Vorgewölbte Abdomen
Verstrichener Nabel
Bei Perkussion: Dämpfung, Auslösen einer Welle

Hepatomegalie

1. Was bezeichnet man als Hepatomegalie?
Hepatomegalie = Lebervergrößerung.

2. Wie sollte stets bei der klinischen Untersuchung der untere Leberrand bestimmt werden?
Die Bestimmung des unteren Leberrandes erfolgt durch Palpation und Perkussion.

3. Nennen Sie die normale Lebergröße!
Normal von 9–12 cm.

4. Nennen Sie die wichtigsten Ursachen für das Auftreten einer Hepatomegalie!
   1. **Venöse Stauungen** (z. B. Rechtsherzinsuffizienz)
   2. **Gallenstauungen** (z. B. Gallensteine, Pankreaskopfkarzinom)
   3. **Leberentzündungen** (z. B. Hepatitis A, B, Non A Non B, Pfeiffersches Drüsenfieber, Morbus Weil)
   4. **Leberzirrhose**
   5. **Fettleber**
   6. **Tumoren** (z. B. Lebertumoren)

5. Was versteht man unter hepatojugularer Reflex?
Hierbei kommt es bei Druck auf der gestauten Leber (**bei Herzinsuffizienz**) zur Füllung der Jugularvenen. Dies ist der Ausdruck einer verstärkten Einflußstauung des Herzens.

6. Welches klinische Bild steht (zu der vorhandenen Hepatomegalie) bei einer Gallenstauung im Vordergrund?
Der Ikterus.

7. Ein Patient klagt über Abgeschlagenheit, Gelenkschmerzen, Oberbauchschmerzen, sowie Übelkeit. Bei der klinischen Untersuchung findet sich eine Hepatomegalie. Woran denken Sie?
Verdacht auf Hepatitis!

Splenomegalie

1. Was versteht man unter „Splenomegalie"?
Splenomegalie = Vergrößerung der Milz (= Milztumor)

2. Wie kann die Milzgröße bestimmt werden?
Bestimmung der Milzgröße erfolgt durch Palpation, Perkussion sowie sonographische Untersuchung.

3. Wann liegt eine Milzvergrößerung vor?
Ein Milztumor liegt dann vor, wenn die Milz palpabel ist.

4. Durch welche Infektionserkrankungen kann es zur Milzschwellung kommen?
Typhus
Paratyphus
Bangsche Krankheit
Hepatitis
Lues
Tbc
Röteln
Malaria
Pfeiffersches Drüsenfieber

Sepsis
Endokarditis lenta
u. a.

5. Nennen Sie nicht-infektiöse Erkrankungen, die mit einem Milztumor einhergehen können!
   Chronische Polyarthritis
   Vaskuläre Störungen (z. B. portale Hypertension)
   Morbus Hodgkin
   Blutkrankheiten (z. B. Leukämie)
   u. a.

6. Für welche gefährliche Erkrankung spricht eine ausgesprochene bis hochgradige Milzvergrößerung?
   Chronisch myeloische Leukämie.

7. Kommen primäre Milzvergrößerungen häufig vor?
   Nein. Ein Milztumor ist in den meisten Fällen Ausdruck einer allgemeinen Erkrankung mit sekundärer Beteiligung der Milz.

8. Welche anderen Erkrankungen sind von einer Splenomegalie differentialdiagnostisch abzugrenzen?
   Nieren- und Nebennierentumor links
   Tumoren des Pankreasschwanzes
   Magentumor
   Kolon- und Lebertumor

Ikterus

1. Was versteht man unter einem Ikterus?
   Ikterus ist ein Symptom, das bei verschiedenen Grundkrankheiten auftreten kann. Charakteristischerweise kommt es dabei zur Gelbfärbung der Haut, Skleren und Schleimhäute infolge von Bilirubinablagerung im Gewebe. Der Bilirubinserumspiegel steigt auf über 2 mg/dl.

2. Welche Einteilung der Ikterusformen kennen Sie?
   1. Hämolytischer Ikterus (prähepatischer Ikterus)
   2. Hepatozellulärer Ikterus (parenchym-Ikterus)
   3. Cholestatischer Ikterus (posthepatischer Ikterus)

3. Welche Faktoren können zur Entstehung eines Ikterus führen?
   Gallenabflußstörung (z. B. Tumor, Steine)
   Leberzellschädigung (z. B. Hepatitis A, B, Non A Non B)
   Erhöhter Blutabbau (z. B. Malaria)

4. Nennen Sie wichtige Erkrankungen, die zu einem hämolytischen Ikterus führen können!
   Sichelzellanämie
   Malaria
   Sepsis
   Toxine

5. Nennen Sie Erkrankungen, bei denen sich ein hepatozellulärer Ikterus findet!
   Hepatitis A, B, Non A Non B
   Pfeiffersches Drüsenfieber
   Stauungsleber (z. B. bei Rechtsherzinsuffizienz)
   Leberkarzinom
   u. a.

6. Bei welchen Erkrankungen kann es zur Ausbildung eines cholestatischen Ikterus kommen?
   Cholestatischer Verlauf einer Hepatitis
   Gallensteine
   Karzinome
   Pankreatitis
   Pankreaskopfkarzinom

7. In welche Farben können Ikterusformen eingeteilt werden?
   a) Flavin-Ikterus (strohgelb, bei hämolytischem Ikterus)
   b) Melas-Ikterus (dunkelgrün, bei länger bestehendem Verschluß)
   c) Rubin-Ikterus (rot, bei akuter Hepatitis)
   d) Verdin-Ikterus (grün, bei Verschluß-Ikterus)

Bradykardie/Tachykardie

1. Bei welchen Gruppen von Menschen findet sich eine Bradykardie ohne pathologischen Wert?
   Bei Vagotonikern
   Bei Sportlern (Sportlerherz)

2. Mit welchen klinischen Auswirkungen kann eine Bradykardie einhergehen?
   Schwindel
   Beklemmungsgefühl
   Herzinsuffizienz
   Belastungsdyspnoe
   Adam-Stokesschen Anfällen

3. Durch welche Symptome ist ein Adam-Stokesscher Anfall gekennzeichnet?
   Zerebrale Hypoxämie
   Akute Herzrhythmusstörungen
   Schwindel bis tiefe Bewußtlosigkeit
   Blässe
   Bei längerer Anfallsdauer kommt es zum Todeseintritt

4. Wobei kann eine Bradykardie beobachtet werden?
   Reizbildungs- und Erregungsleitungsstörungen
   Affektionen wie Hirndruck, Meningitis, Tumor
   Digitalisüberdosierung
   Typhus abdominalis

5. Über welche Symptome klagen Patienten mit Tachykardie?
   Beklemmungsgefühl
   Präkordialer Schmerz
   Kopfschmerzen
   Schwindel
   Angst
   Schweißausbruch
   Palpationen

6. Welche Formen von Tachykardien können unterschieden werden?
   a) Sinustachykardie
   b) Supraventrikuläre Tachykardie
   c) Ventrikuläre Tachykardie

7. Durch welche diagnostische Untersuchung kann sicher eine Tachykardie diagnostiziert werden?
   EKG-Untersuchung.

Synkope

1. Wodurch kann ein kurz dauernder Bewußtseinsverlust (Synkope) verursacht werden?
   a) Kardiovaskuläre Ursachen
   b) Zerebrale Ursachen

2. Nennen Sie kardiovaskuläre Ursachen, die zur Synkope führen können!
   Herzrhythmusstörungen
   Herzinfarkt
   Herzinsuffizienz
   Herzfehler
   Schock
   Gefäßerkrankungen

3. Nennen Sie zerebrale Ursachen, die zu einem kurzfristigen Bewußtseinsverlust führen können!
   Epilepsie
   Narkolepsie
   u. a.

4. Zu welchen Erscheinungen kommt es bei einem Grand-mal-Epilepsie-Anfall?
   Plötzlicher Beginn mit Bewußtseinsverlust
   Patienten stürzen hin
   Tonische Krämpfe
   Klonische Zuckungen
   Atemstörungen

Zyanose
Pupillen werden lichtstarr
Zungenbiß
Speichelfluß
Schaumbildung vor dem Mund

5. Was versteht man unter einem Status epilepticus?
Es handelt sich hierbei um mehrere Grand-mal-Anfälle in Folge. Dieser Zustand kann Stunden bis Tage anhalten und tödlich enden.

Zyanose

1. Was versteht man unter einer Zyanose?
Zyanose = Generalisierte oder lokalisierte bläuliche Verfärbung von Haut und Schleimhäuten infolge mangelnder O_2-Sättigung des Blutes.

2. Nennen Sie Ursachen für das Auftreten einer Zyanose!
Exogene Ursachen (z. B. Aufenthalt in großer Höhe)
Pulmonale Ursachen (z. B. Bronchiektasen, Emphysem, chronische Bronchitis, Pneumonie, Asthma bronchiale)
Kardiale Ursachen (z. B. Herzinsuffizienz, Herzfehler)
Intoxikationen (z. B. Nitrat-Intoxikation)

3. Was versteht man unter Pseudozyanose?
Pseudozyanose = abnorme Färbung der Haut infolge Pigmentation.

Hämaturie

1. Erklären Sie folgende Begriffe: Hämoglobinurie, Mikrohämaturie und Makrohämaturie!
Hämoglobinurie = Ausscheidung von gelöstem Blutfarbstoff mit dem Harn (der Urin ist dabei fleischwasserfarben)
Mikrohämaturie = Erythrozyten sind im Urin nur mikroskopisch nachweisbar
Makrohämaturie = Die Rot- oder Braunfärbung des Urins kann mit bloßem Auge erkannt werden

2. Nennen Sie Ursachen für das Vorhandensein einer Hämaturie!
   a) Harnröhre (z. B. Urethritis, Tumoren)
   b) Prostata (z. B. Karzinom, Prostatitis)
   c) Blase (z. B. Papillom, Karzinom, Blasentbc.)
   d) Ureteren (z. B. Steine, Tumoren)
   e) Nierenbecken (z. B. Tumoren, Trauma, Steine)
   f) Nierenparenchym (z. B. Glomerulonephritis, bakt. Endokarditis, Karzinom, Herdnephritis)
   g) Hämorrhagische Diathese

   Weitere Fragen und Antworten unter Laboratoriumsdiagnostik!

Polyurie

1. Was bedeutet „Polyurie"?
   Polyurie = krankhafte Vermehrung der Harnmenge in 24 Std. über 2,5 Liter (bis zu 10–20 Liter/Tag).

2. Nennen Sie die klassischen Symptome eines Diabetes mellitus!
   Durst
   Polyurie
   Adynamie
   Gewichtsverlust

3. Kennen Sie andere Erkrankungen, bei denen eine Polyurie als Leitsymptom auftreten kann?
   Diabetes insipidus
   Chronische Niereninsuffizienz
   Ausschwemmung von Ödemen (z. B. Herzinsuffizienz)
   Psychogene Polydipsie/Polyurie

Oligurie

1. Was bezeichnet man als Oligurie?
   Oligurie = verminderte Harnausscheidung (unter 500 ml/Tag).

2. Nennen Sie Ursachen für das Auftreten einer Oligurie!
Zu geringe Flüssigkeitszufuhr
Stärkste Durchfälle
Erbrechen
Übermäßige Schweißabsonderung
Beginnende Herzinsuffizienz
Leberzirrhose
Nephrotisches Syndrom
Akute und chronische Niereninsuffizienz
Verschluß der ableitenden Harnwege (z. B. Stein)

3. Wozu besteht bei einer Oligurie ein fließender Übergang im weiteren Verlauf?
Aus einer Oligurie kann sich im fließenden Übergang eine Anurie ausbilden.

Anurie

1. Was versteht man unter „Anurie"?
Anurie = Absinken der Urinausscheidung unter 150 ml/24 Std.

2. Mit welchen klinischen Erscheinungen geht eine Anurie einher?
Abgeschlagenheit
Benommenheit
Durst
Übelkeit
Erbrechen
Kopfschmerzen
Meteorismus
Urinöser Foetor
Trockene bräunliche Zunge
Rest-N-Anstieg
Harnstoffanstieg

3. Nennen Sie Ursachen für das Auftreten einer Anurie!
a) Verlegung der ableitenden Harnwege (z. B. Tumor-Kompression)
b) Volumenmangel (z. B. Blutverlust nach Trauma, Erbrechen)
c) Kreislaufinsuffizienz (z. B. septischer Schock)

d) Toxische Einwirkungen (z. B. organische Lösungsmittel)
e) Renale Ursachen (z. B. akuter intestitielle Nephritis)

Dysurie

1. Was bedeutet „Dysurie“?
   Dysurie = erschwertes Harnlassen gegen einen erhöhten Widerstand (Leitsymptom der Blasenentleerungsstörungen)

2. Aus welchen Erkrankungen kann sich eine Dysurie entwickeln?
   Bakterielle Zystitis
   Tumoren
   Urethritis
   Striktur
   Tabes dorsalis
   Multiple Sklerose
   Diabetische Neuropathie

Reflexanomalien

1. Nennen Sie wichtige Eigen- und Fremdreflexe!
   Eigenreflexe
   Bizepssehnenreflex
   Trizepssehnenreflex
   Patellarsehnenreflex
   Achillessehnenreflex
   Fremdreflexe
   Kornealreflex
   Würgreflex
   Bauchhautreflex

2. Welche Möglichkeiten von Reflexanomalien kennen Sie?
   a) Fehlen von Reflexen
   b) Verlangsamte Reflexe
   c) Gesteigerte Reflexe

3. Bei der Untersuchung eines Patienten stellen Sie einen Ausfall des Achillessehnenreflexes fest. An welche Erkrankungen denken Sie?
   Polyneuropathie
   Ischias
   Rückenmarksaffektionen (z. B. Tumor, Entzündung)
   Muskelatrophien
   Tabes dorsalis
   Diabetes mellitus

4. Bei welcher Erkrankung kann sich ein verlangsamtes Reflexverhalten finden?
   Bei der Hypothyreose.

5. Wo findet sich ein gesteigertes Reflexverhalten?
   Bei Spastik
   Bei Jugendlichen
   Bei vegetativ labilen Menschen

6. Wodurch kann ein „scheinbares Fehlen" von Reflexen zustande kommen?
   Durch mangelhafte Untersuchungstechnik (z. B. zu leichter Hammer)

Sensibilitätsstörungen

1. Erklären Sie den Begriff „Sensibilitätsstörung"!
   Gemeint ist hiermit das Vorliegen einer Störung der bewußten Wahrnehmung, die von Haut, Unterhaut, Gelenken und Eingeweiden zum Zentralorgan weitergeleitet werden.

2. Nennen Sie verschiedene Formen von Sensibilitätsstörungen!
   a) Lokale oder generelle Überempfindlichkeit (Hyperästhesie)
   b) Völlige oder partielle Empfindungsstörung (Hypästhesie)
   c) Falsch- oder Mißempfindungen (Dysästhesie)

3. Wie kann bei einem Patienten die Schmerzempfindung geprüft werden?

Die Schmerzempfindung kann mit einer stumpfen Nadelspitze geprüft werden, wobei möglichst mit gleicher Stärke der Reiz ausgelöst werden sollte (seitenvergleichend).

4. Wodurch können Sensibilitätsstörungen hervorgerufen werden?
   Raumfordernde Prozesse (z. B. Hirntumoren)
   Multiple Sklerose
   Trauma
   Mechanische Kompression (z. B. Carpaltunnel-Syndrom)

Lähmungen

1. Was ist eine Lähmung?
   Man spricht von Lähmung, wenn eine Minderung oder Verlust der Fähigkeit, einen oder mehrere Muskeln zu bewegen, vorliegt.

2. Erklären Sie den Unterschied zwischen spastischer- und schlaffer Lähmung!
   Spastische Lähmung
   Es liegt eine Schädigung von motorischer Großhirnrinde, Pyramidenbahn oder Vorderhornzelle vor. Der Ruhetonus der Muskulatur ist spastisch. Muskeleigenreflexe sind gesteigert. Es findet sich keine Muskelatrophie. Manchmal treten ungewollte Mitbewegungen auf (z. B. Streckung des gelähmten Armes beim Gähnen).
   Schlaffe Lähmung
   Es liegt eine Schädigung der peripheren motorischen Nervenfaser, motorischer Endplatte oder Muskelfaser vor (unterbrochener Reflexbogen). Es findet sich eine Muskelhypotonie mit der Folge einer Muskelatrophie. Die Muskeleigenreflexe sind abgeschwächt oder erloschen. Es finden sich keine spastischen Zeichen, keine ungewollten Mitbewegungen.

Pupillenveränderung

1. Wie bezeichnet man eine Pupillendifferenz?
   Pupillendifferenz = Anisokorie.

2. Bei einem Patienten wollen Sie eine Pupillenprüfung mittels Taschenlampe durchführen. Zu welcher Reaktion kommt es, wenn kein pathologisches Geschehen vorliegt?
   Die Belichtung der Netzhaut führt sowohl zur Pupillenverengung (Miosis) des belichteten Auges (direkte Pupillenreaktion) als auch zur Mitreaktion des nicht belichteten Auges (= konsensuelle Lichtreaktion).

3. Was versteht man unter Mydriasis?
   Mydriasis = Pupillenerweiterung durch Sympathikusreizung (z. B. bei Erregungszuständen).

4. Welche Ursachen für Pupillenstörungen kennen Sie?
   Blindheit
   Veränderung nach Iritis
   Glaukom
   Medikamenteneinnahme (z. B. Atropinvergiftung)
   Störung der Sympathicusbahn
   Störungen der parasympathischen Pupilleninnervation

5. Wodurch kann sich eine Pupillenentrundung ausbilden?
   Neurosyphilis
   Iritis
   Augengefäßschädigungen
   Hirntumoren

6. Kann sich eine Miosis oder Mydriasis bei einem Menschen finden, ohne daß dieser erkrankt ist?
   Ja. Eine Miosis findet sich häufig bei älteren Menschen ohne pathologischen Befund. Ebenso ohne pathologischen Befund kann sich eine physiologische Mydriasis bei Kindern oder Menschen im Angstzustand finden.

Sehstörungen

1. Ein Patient kommt in Ihre Praxis und klagt über starke Kopfschmerzen sowie über Schleier und Nebelsehen. Woran denken Sie sofort?
   Verdacht auf Glaukom.

2. Nennen Sie die Leitsymptome eines akuten Glaukoms!
Nebelsehen, Regenbogenfarben um Lichtquellen
Stärkste Kopfschmerzen (unerträglich)
Übelkeit/Erbrechen
Meist einseitige Sehverschlechterung
Hornhaut getrübt
Pupille weit, häufig entrundet und lichtstarr
Augapfel bei Palpation steinhart

3. Welche pathophysiologische Veränderung liegt bei Glaukom vor?
Erhöhter intraokularer Druck.

4. Kennen Sie eine andere Bezeichnung für Glaukom?
Grüner Star.

5. Was bezeichnet man als „Grauer Star"?
Grauer Star = Katarakt (Trübung der Linse des Auges aus verschiedenen Ursachen).

6. Was bezeichnet man als „Iritis"?
Iritis = Regenbogenhautentzündung.

7. Sie diagnostizieren bei einem Patienten eine Iritis. An welche Ursachen der Regenbogenhautentzündung müssen Sie auch denken?
Gonorrhoe
Syphilis
Tuberkulose
u. a.

8. Was ist eine Iridozyklitis?
Iridozyklitis = Entzündung der Iris und des Ziliarkörpers.

Hörstörungen

1. Nennen Sie Ursachen für das Auftreten von Schalleitungsschwerhörigkeit (Mittelohrschwerhörigkeit)!
Verschluß des Gehörgangs
Mittelohrerkrankung (Otitis media)

Akuter Tubenkatarrh
Trommelfelldefekte
Otosklerose
Ohrverletzung

2. Welche 2 Verlaufsformen der Mittelohrentzündung (Otitis media) sind zu unterscheiden?
   Otitis media acuta
   Otitis media chronica

3. Durch welche Erreger kann im Kindes- und Erwachsenenalter eine akute Mittelohrentzündung verursacht werden?
   Streptokokken
   Staphylokokken
   Pneumokokken
   Influenzabakterien

4. Über welchen Weg erreichen die Erreger das Mittelohr?
   Tube
   Blut (z. B. bei Masern, Scharlach, Grippe)
   Labyrinth (z. B. bei Meningitis)
   Gehörgang (Trauma)

5. Welche Erscheinungen sind bei akuter Otitis media zu finden?
   Schmerzhaft klopfendes, pulssynchrones Ohrrauschen
   Starke Ohrenschmerzen
   Fieberanstieg
   Hörstörungen
   Vorwölbung des Trommelfells

6. Welche Veränderungen zeigen sich bei der Betrachtung des Trommelfells?
   Das Trommelfell ist rötlich und verdickt (evtl. Blasenbildung).

7. Nennen Sie die wichtigsten Infektionskrankheiten, in deren Verlauf sich eine Otitis anschließen kann!
   Gripppe
   Masern
   Scharlach

8. Was versteht man unter „akuten Hörsturz"?
Schlagartig, meist einseitig auftretende Hörminderung bis Hörverlust wird als akuter Hörsturz bezeichnet.

Leukozytose

1. Wann spricht man von einer Leukozytose?
Bei einer Leukozytenvermehrung über $10\,000/mm^3$.

2. Was bedeutet „Neurophilie"?
Neurophilie = Vermehrtes Auftreten von neutrophilen Granulozyten im Blut (meistens bei Linksverschiebung).

3. Wann spricht man von einer Linksverschiebung?
Linksverschiebung = reichliches Auftreten von Stabkernigen und Jugendlichen im weißen Blutbild

4. Durch welche Ursachen kann eine Neutrophilie entstehen?
Schwere körperliche Arbeit
Infektionserkrankungen (z. B. Malaria, Tonsillitis u. a.)
Toxische Einwirkungen (z. B. Medikamente)
Gicht
Comata
Blutverluste
Knochenmarkserkrankungen (z. B. chron. myeloische Leukämie)
u. a.

5. Nennen Sie wichtige Infektionserkrankungen, die mit einer Lymphozytose einhergehen!
Grippe
Röteln
Hepatitis
Mumps
Pfeiffersches Drüsenfieber
Typhus

Paratyphus
Chronische Tbc
Brucellose
Keuchhusten

Leukopenie

1. Wann spricht man von einer Leukopenie?
   Bei einer Leukozytenverminderung unter $5000/mm^3$.

2. Bei welchen Infektionserkrankungen findet sich eine Neutropenie?
   Typhus
   Paratyphus
   Brucellose
   Masern, Röteln, Grippe, Mumps, Windpocken u. a.
   Toxoplasmose
   Malaria

3. Bei welchen Infektionserkrankungen kann sich eine Lymphopenie finden?
   Bakterielle Infektion (akute), Miliartbc., Mumps (Frühphase), Masern (Spätphase)

Eosinophilie

1. Bei welchen Erkrankungen kommt es zu einer Vermehrung der Eosinophilen im Blut (= Eosinophilie)?
   Infektionskrankheiten (Scharlach, Masern u. a.)
   Während der Rekonvaleszenz
   Parasitosen (z. B. Trichinen, Askariden)
   Allergien (z. B. Asthma bronchiale)
   Blutkrankheiten (z. B. Perniziosa)
   Hautkrankheiten (z. B. Skabies)
   u. a.

2. Kennen Sie Infektionserkrankungen, bei denen sich eine Verminderung oder Fehlen von Eosinophilen (= Eosinophenie) zeigt?

Akutes Stadium der meisten bakt. Infekte
Typhus abdominalis
Bazillenruhr
Sepsis

Polyglobulie

1. Was ist unter einer „Polyglobulie“ zu verstehen?
   Polyglobulie oder Erythrozytose = Vemehrung der Erythrozyten im Blut.

2. Wodurch kann es zu einer Vermehrung der Erythrozyten im Blut kommen?
   Äußerer Sauerstoffmangel (Höhenglobulie über 3000 m)
   Innerer Sauerstoffmangel (z. B. Mitralstenose, Emphysem)
   Verbrennungen (aber auch Erbrechen, Diarrhoe und andere Exsikkose)
   Blutkrankheiten (z. B. Leukose)
   Polycythaemia vera
   u. a.

3. Welche Ursachen liegen einer Polyglobulie zugrunde?
   Entweder liegt eine gesteigerte Erythrozytenproduktion mit Anstieg der Erythrozytenmasse vor oder die Polyglobulie wird vorgetäuscht durch Verminderung des Plasmavolumens bei normaler Erythrozytenmasse.

4. Wie nennt man hingegen der Polyglobulie eine Verminderung der Erythrozyten im Blut?
   Anämie.

Lymphknotenschwellung

1. Bei welchen Erkrankungen können einzelne oder benachbarte Lymphknoten anschwellen?
   Lues (Primärstadium-)
   Tbc

Diphterie
Scharlach
Lymphogranuloma inguinale
Brucellose
Metastasenbildung
Akute bakterielle Infekte
Streptokokkenangina
u. a.

2. Bei welchen Erkrankungen finden sich zunächst einzelne Lymphknotenschwellungen, die sich im weiteren Krankheitsverlauf ausbreiten?
Pfeiffersches Drüsenfieber
Röteln
Masern
Tbc
Brucellose
Listeriose
Mykosen
Maligne Lymphome
u. a.

3. Bei welchen Erkrankungen können sich generalisierte Lymphknotenschwellungen zeigen?
Lues
Toxoplasmose
Zytomegalie
Leukämien
u. a.

4. An welche Erkrankungen **müssen** Sie generell bei Lymphknotenschwellungen denken?
Venerische Erkrankungen
Infektionskrankheiten
Karzinome, Leukämien

5. Worauf achten Sie bei der Lymphknoten-Palpation?
Anzahl
Größe

Konsistenz
Verschieblichkeit
Schmerzhaftigkeit

Knochen-/Gelenkschmerzen

1. Was bezeichnen die Begriffe: Arthrose, Arthritis?
   Arthrose = degenerative Gelenkerkrankung
   Arthritis = Gelenkentzündung

2. Welche Krankheitserreger können sogenannte Infektarthritiden verursachen?
   Gonokokken
   Pneumokokken
   Meningokokken
   Salmonellen
   Tuberkelbakterien

3. An welche Erkrankungen müssen Sie denken, wenn ein Patient über lokalisierte Knochenschmerzen klagt?
   Primäre Knochentumoren
   Knochenmetastasen
   Knochenzysten
   Knochennekrosen
   Entzündliche Knochenerkrankungen
   Morbus Paget
   Sudecksche Knochenatrophie

4. Ein Patient konsultiert Sie in Ihrer Praxis. Bei der klinischen Untersuchung fallen Ihnen generalisierte Knochenveränderungen auf. Welche Erkrankungen sind differentialdiagnostisch auszuschließen?
   Osteomalazie
   Osteoporose
   Hyperparathyreodismus
   Skelettkarzinomatose

5. Mit welchen Symptomen kann ein Ewing-Knochensarkom einhergehen?

Knochenschmerzen
Schwellung
Fieber

6. In welchem Alter tritt das Ewing-Knochensarkom häufig auf?
   Vor dem 25. Lebensjahr.

7. Wie ist die Prognose beim Ewing-Sarkom?
   Schlecht.

8. Mit welchen Symptomen kann eine Osteomyelitis (Knochenmarkentzündung) in Erscheinung treten?
   Plötzlicher Beginn mit hohem Fieber
   Schüttelfrost
   Starkes Krankheitsgefühl
   Schmerzen der befallenen Extremitäten
   Rötung
   Regionale Lymphknotenschwellung
   Abszeßbildung

Rückenschmerzen

1. Eine 34jährige Patientin klagt über diffuse Rücken- und Kreuzschmerzen. Welche **nicht** vertebragene Erkrankungen können diese Symptomatologie erscheinen lassen?
   Gynäkologische Erkrankungen
   Nierenerkrankungen
   After- und Mastdarmerkrankungen
   Angina pectoris
   Oesophaguskrankheiten
   Zwerchfellhernie
   Intraabdominale Erkrankungen (z. B. Pankreaserkrankungen)

2. An welche Erkrankungen müssen Sie bei der Angabe diffuser Rückenschmerzen (vertebragen) denken?
   Statische Veränderungen (z. B. Beckenschiefstand)
   M. Scheuermann
   M. Bechterew

Spondylose (Arthrose der Wirbelkörper)
Spondylarthrose (Arthrose der kleinen Wirbelgelenke)
Multiples Myelom
Karzinommetastasen
Osteoporose
Osteomalazie
u. a.

3. Um was für eine Erkrankung handelt es sich bei Morbus Scheuermann?
M. Scheuermann oder Adoleszentenkyphose ist eine Entwicklungsstörung der Wirbelsäule. Es kommt dabei zur typischen Rundrückenbildung (insbesondere im BWS-Bereich).

4. Welche Symptome können den Verdacht auf M. Scheuermann lenken?
Klopfschmerz
Stauchungsschmerz
Bewegungseinschränkung
Im weiteren Verlauf: Bildung einer Kyphose (Skoliose)

5. Welche Personengruppe wird vornehmlich von der Adoleszentenkyphose betroffen?
Jugendliche im 12. bis 20. Lebensjahr

6. Was ist die wichtigste diagnostische Untersuchungsmethode bei M. Scheuermann?
Röntgenuntersuchung der Wirbelsäule

Kapitel IX

Gesetzeskunde

Allgemeines

1. Nennen Sie die Heilpraktiker-Berufsgrundsätze!
   Der Heilpraktiker dient der Gesundheit des einzelnen Menschen und des ganzen Volkes. Er erfüllt seine Aufgabe nach bestem Gewissen sowie nach den Erfahrungen der heilkundlichen Überlieferung und dem jeweiligen Erkenntnisstand der Heilkunde.
   Der Heilpraktiker übt eine freiberufliche Tätigkeit aus. Er darf seine Tätigkeit nicht unter einem Pseudonym oder im Rahmen einer Handelsgesellschaft ausüben.
   Der Heilpraktiker erweist sich bei der Ausübung seines Berufes wie im Privatleben stets der hohen sittlichen Aufgabe seines Berufes entsprechend würdig und vermeidet alles, was dem Ansehen seines Standes schaden könnte.

2. Dürfen Sie die Behandlung eines Patienten ablehnen?
   Ja. Wenn Sie der Überzeugung sind, daß das notwendige Vertrauensverhältnis zwischen Ihnen und den Patienten nicht bestehen. Die Verpflichtung, in Notfällen zu helfen, bleibt davon unberührt.

3. Besteht für den Heilpraktiker eine Schweigepflicht?
   Der Heilpraktiker verpflichtet sich, über alles Schweigen zu bewahren, was ihm bei der Ausübung seines Berufes anvertraut oder zugänglich gemacht wird.

4. Besteht für den Heilpraktiker eine Fortbildungspflicht?
   Ja, der Heilpraktiker ist zur ständigen Fortbildung verpflichtet.

5. Ist es zulässig, als Heilpraktiker Patienten in Sammelbestellungen oder einzeln an einen anderen Ort als den der Niederlassung zur Behandlung zu bestellen?

Dies ist nicht zulässig (jedoch dürfen Hausbesuche durchgeführt werden).

6. Wofür dürfen die Praxisräume genutzt werden?
   Die Praxisräume sind ausschließlich für Praxiszwecke zu verwenden. Sie dürfen auch außerhalb der Sprechzeiten nicht zweckentfremdet werden.

7. Darf man als Heilpraktiker Werbung betreiben?
   Der Heilpraktiker unterläßt jede Art von Werbung.

8. Unter welchen Bedingungen dürfen Inserate aufgegeben werden?
   Eine Anzeige nach der Neuniederlassung oder nach einem Umzug darf außer den Angaben der Praxisstätte nur die für die Schilder der Heilpraktiker gestatteten Angaben enthalten. Die Anzeige darf nur dreimal in jeder für den Niederlassungsort erscheinenden Tageszeitung innerhalb der ersten drei Monate nach der Niederlassung oder dem Umzug veröffentlicht werden (nicht in kostenlosen Werbeblättern).

9. Welche Größe darf das Praxisschild nicht überschreiten?
   35–50 cm.

10. Dürfen Sie als Heilpraktiker selber Arzneimittel herstellen und an Patienten verkaufen?
    Nein.

11. Darf der Heilpraktiker eine andere Bezeichnung (z. B. „Spezialist") auf sein Praxisschild schreiben?
    Nein, die Berufsbezeichnung lautet Heilpraktiker.

Bundesseuchengesetz

1. Was regelt das Bundesseuchengesetz?
   Das BSeuchG (Gesetz zur Verhütung und Bekämpfung übertragbarer Krankheiten beim Menschen in der Fassung vom 18. 12. 1979; zuletzt geändert 26. 6. 1981) regelt die Seuchenbekämpfung durch besondere Anzeigepflichten im Verdachts-, Krankheits- oder Todesfall bei be-

stimmten Erkrankungen durch Quarantäne, Desinfektion und andere seuchenspezifische Maßnahmen wie Schutzimpfungen, Schul- und Bäderschließungen u. a.

2. Warum ist das Bundesseuchengesetz für den Heilpraktiker von besonderer Bedeutung?
   Das Gesetz zur Verhütung und Bekämpfung übertragbarer Krankheiten beim Menschen ist für den Heilpraktiker deshalb ein sehr wichtiges Gesetz, da hierdurch für den Beruf wichtige Einschränkungen festgelegt werden. Nach § 30 dieses Gesetzes ist die Behandlung von Personen, die unter einer der in den §§ 3, 8 oder 45 genannten Krankheiten erkrankt sind, **verboten**. Der Heilpraktiker gehört zu den „meldepflichtigen Personen“ nach § 4 des BSeuchG und muß die in der Praxis auftretenden meldepflichtigen Erkrankungen (§ 3) dem zuständigen Gesundheitsamt melden.

3. Was sind nach dem Bundesseuchengesetz § 1 „Übertragbare Krankheiten“?
   Übertragbare Krankheiten im Sinne dieses Gesetzes sind durch Krankheitserreger verursachte Krankheiten, die unmittelbar oder mittelbar auf den Menschen übertragen werden können.

4. Welche Begriffsbestimmungen sind im BSeuchG § 2 festgelegt?
   Im Sinne dieses Gesetzes ist
   1. **krank** eine Person, die an einer übertragbaren Krankheit erkrankt ist,
   2. **krankheitsverdächtig** eine Person, bei der Erscheinungen bestehen, welche das Vorliegen einer bestimmten übertragbaren Krankheit vermuten lassen,
   3. **ansteckungsverdächtig** eine Person, von der anzunehmen ist, daß sie Erreger einer übertragbaren Krankheit (Krankheitserreger) aufgenommen hat, ohne krank, krankheitsverdächtig oder Ausscheider zu sein,
   4. **Ausscheider** eine Person, die Krankheitserreger ausscheidet, ohne krank oder krankheitsverdächtig zu sein,
   5. **ausscheidungsverdächtig** eine Person, von der anzunehmen ist, daß sie Krankheitserreger ausscheidet, ohne krank oder krankheitsverdächtig zu sein.

5. Nennen Sie die im BSeuchG § 3 (1) genannten Erkrankungen, die bei Krankheitsverdacht sowie Tod zu melden sind!
   1. Botulismus,
   2. Cholera,
   3. Enteritis infectiosa
      a) Salmonellose,
      b) übrige Formen einschließlich mikrobiell bedingter Lebensmittelvergiftung
   4. Fleckfieber,
   5. Lepra,
   6. Milzbrand,
   7. Ornithose,
   8. Paratyphus A, B und C,
   9. Pest,
   10. Pocken,
   11. Poliomyelitis,
   12. Rückfallfieber,
   13. Schigellenruhr,
   14. Tollwut,
   15. Tularämie,
   16. Typhus abdominalis,
   17. virusbedingtem hämorrhagischen Fieber.

6. Nennen Sie die im BSeuchG § 3 (2) genannten Erkrankungen, die bei Erkrankung sowie Tod zu melden sind!
   1. angeborene
      a) Cytomegalie,
      b) Listeriose,
      c) Lues,
      d) Toxoplasmose,
      e) Rötelnembryopathie,
   2. Brucellose,
   3. Diphterie,
   4. Gelbfieber,
   5. Leptospirose
      a) Weil'sche Krankheit,
      b) übrige Formen,
   6. Malaria,

7. Meningitis/Encephalitis
   a) Meningokokken-Meningitis,
   b) andere bakterielle Meningitiden,
   c) Virus-Meningoencephalitis,
   d) übrige Formen
8. Q-Fieber,
9. Rotz,
10. Trachom,
11. Trichinose,
12. Tuberkulose (aktive Form)
    a) der Atmungsorgane,
    b) der übrigen Organe,
13. Virushepatitis
    a) Hepatitis A,
    b) Hepatitis B,
    c) nicht bestimmbare und übrige Formen
14. anaerobe Wundinfektion
    a) Gasbrand/Gasödem,
    b) Tetanus.

7. Nennen Sie die im BSeuchG § 3 (3) genannten Erkrankungen, die bei Tod zu melden sind!
   1. Influenza (Virusgrippe),
   2. Keuchhusten,
   3. Masern,
   4. Puerperalsepsis,
   5. Scharlach.

8. Was ist im BSeuchG § 3 (4) festgelegt?
   Zu melden ist jeder Ausscheider von
   1. Choleravibrionen,
   2. Salmonellen
      a) S. typhi,
      b) S. paratyphi A, B und C,
      c) übrige,
   3. Schigellen.

9. Was schreibt das BSeuchG in § 3 (5) zur Meldung von Tollwut?
Zu melden ist die Verletzung eines Menschen durch ein tollwutkrankes oder -verdächtiges Tier sowie die Berührung eines solchen Tieres oder Tierkörpers.

10. Wer ist nach dem BSeuchG § 4 (1) zur Meldung verpflichtet?
Zur Meldung sind verpflichtet
   1. der behandelnde oder sonst hinzugezogene Arzt, im Falle des § 3 Abs. 5 auch der Tierarzt,
   2. jede sonstige mit der Behandlung oder der Pflege des Betroffenen berufsmäßig beschäftigte Person,
   3. die hinzugezogene Hebamme,
   4. auf Seeschiffen der Kapitän,
   5. die Leiter von Pflegeanstalten, Justizvollzugsanstalten, Heimen, Lagern, Sammelunterkünften und ähnlichen Einrichtungen.

11. An wen hat die Meldung zu erfolgen (BSeuchG § 5)?
Die Meldung ist dem für den Aufenthalt des Betroffenen zuständigen Gesundheitsamt unverzüglich, spätestens innerhalb 24 Stunden nach erlangter Kenntnis zu erstatten. Dieses hat das für die Wohnung, bei mehreren Wohnungen des Betroffenen zuständige Gesundheitsamt unverzüglich zu benachrichtigen, wenn die Wohnung oder Hauptwohnung im Bereich eines anderen Gesundheitsamtes liegt.

12. Welche Erkrankungen sind in besonderen Fällen zu melden?
Wenn durch Krankheitserreger verursachte Erkrankungen in Krankenhäusern, Entbindungsheimen, Säuglingsheimen, Säuglingstagesstätten oder Einrichtungen zur vorübergehenden Unterbringung von Säuglingen nicht nur vereinzelt auftreten (Ausbruch), so sind diese Erkrankungen unverzüglich als Ausbruch zu melden, es sei denn, daß die Erkrankten schon vor der Aufnahme an diesen Krankheiten erkrankt oder dessen verdächtig waren (BSeuchG §8).

13. Was sagt das BSeuchG in § 30 zur „Behandlung durch Ärzte"?
(1) Die Behandlung von Personen, die an einer der in den §§ 3, 8 oder 15 genannten übertragbaren Krankheiten erkrankt oder dessen verdächtig sind, und die Behandlung von Ausscheidern ist im Rahmen der berufsmäßigen Ausübung der Heilkunde nur Ärzten, im Rahmen

der berufsmäßigen Ausübung der Zahnheilkunde auch Zahnärzten gestattet.

(2) Stellt ein Heilpraktiker eine Erkrankung oder den Verdacht einer Erkrankung an einer übertragbaren Krankheit im Sinne des Absatzes 1 fest und wird daraufhin die Behandlung einem Arzt übertragen, so kann der Heilpraktiker bis zur Übernahme der Behandlung durch den Arzt Maßnahmen zur Linderung einleiten.

14. Wie heißen die zusätzlich im BSeuchG § 45 (1) genannten Erkrankungen, für die ein Behandlungsverbot gilt?
    1. Borkenflechte
    2. Krätze
    3. Mumps
    4. Windpocken
    5. Läusebefall
    6. Röteln

15. Was besagt die im BSeuchG § 67 genannte Strafvorschrift?
    Wer entgegen § 30 Abs. 1 dort bezeichnete Personen, Ausscheider oder Personen, die an einer auf Grund der Rechtsverordnung nach § 7 meldepflichtigen Krankheit erkrankt oder dessen verdächtig sind, behandelt, wird mit Freiheitsstrafe bis zu einem Jahr oder mit Geldstrafe bestraft.

Durchführungsverordnungen

1. Wem kann auf Grund der Durchführungsverordnung zum Heilpraktikergesetz die berufsmäßige Ausübung der Heilkunde ohne Bestallung versagt werden?
   Die Erlaubnis wird nicht erteilt,
   a) wenn der Antragsteller das 25. Lebensjahr noch nicht vollendet hat,
   b) wenn er nicht die deutsche Staatsangehörigkeit besitzt,
   c) wenn er nicht mindestens abgeschlossene Volksschulbildung nachweisen kann,
   d) wenn sich aus Tatsachen ergibt, daß ihm die sittliche Zuverlässigkeit fehlt (einwandfreier Leumund),

e) wenn infolge eines körperlichen Leidens oder wegen Schwäche seiner körperlichen oder geistigen Kräfte oder wegen einer Sucht die für die Berufsausübung erforderliche Eignung fehlen läßt,
f) wenn sich aus einer Überprüfung der Kenntnisse und Fähigkeiten des Antragstellers durch das Gesundheitsamt ergibt, daß die Ausübung der Heilkunde durch den Betreffenden eine Gefahr für die Volksgesundheit bedeuten würde (2. Durchführungsverordnung).

Heilpraktikergesetz

1. Wie wird das Heilpraktikergesetz auch bezeichnet?
   Gesetz über die berufsmäßige Ausübung der Heilkunde ohne Bestallung.

2. Was besagt das Heilpraktikergesetz vom 17. Februar 1939?
   Wer die Heilkunde, ohne als Arzt bestallt zu sein, ausüben will, bedarf dazu der Erlaubnis.
   Ausübung der Heilkunde im Sinne dieses Gesetzes ist jede berufs- oder gewerbsmäßige vorgenommene Tätigkeit zur Feststellung, Heilung oder Linderung von Krankheiten, Leiden oder Körperschäden bei Menschen auch wenn sie im Dienste von anderen ausgeübt wird.
   Wer die Heilkunde berufsmäßig ausüben will, erhält die Erlaubnis nach Maßgabe der Durchführungsbestimmungen; er führt die Berufsbezeichnung „Heilpraktiker".
   Die Erlaubnis nach § 1 berechtigt nicht zur Ausübung der Heilkunde im Umherziehen.
   Wer, ohne zur Ausübung des ärztlichen Berufs berechtigt zu sein und ohne eine Erlaubnis nach § 1 zu besitzen, die Heilkunde ausübt, wird mit Freiheitsstrafe bis zu einem Jahr oder mit Geldstrafe bestraft.
   Ordnungswidrig handelt, wer als Inhaber einer Erlaubnis nach § 1 die Heilkunde im Umherziehen ausübt.
   Die Ordnungswidrigkeit kann mit einer Geldbuße bis zu 5000,– DM geahndet werden.
   Die Ausübung der Zahnheilkunde fällt nicht unter die Bestimmungen dieses Gesetzes.

Andere wichtige Gesetze

1. Welche Untersuchungen, Behandlungen und andere Tätigkeiten dürfen Sie als Heilpraktiker **nicht** durchführen? Nennen Sie dazu auch die gesetzlichen Grundlagen!
   1. Behandlung der im Bundesseuchengesetz genannten Erkrankungen (BSeuchG vom 18. 12. 1979 §§ 3, 8, 45)
   2. Untersuchung auf Geschlechtskrankheiten und Krankheiten der Geschlechtsorgane sowie ihre Behandlung (Gesetz zur Bekämpfung der Geschlechtskrankheiten vom 23. Juli 1953).
   3. Eigenverantwortliche Anwendung von Röntgenstrahlen (Röntgenverordnung vom 1. 3. 1973)
   4. Verschreiben rezeptpflichtiger Arzneimittel (Arzneimittelgesetz vom 24. 8. 1976)
   5 Durchführung von Impfungen (Pockenschutzimpfgesetz vom 18. 05. 1976)
   6. Verschreibung jeglicher Betäubungsmittel (Betäubungsmittelgesetz vom 21. 12. 1938)
   7. Tätigkeit in der Geburtshilfe (Hebammengesetz vom 21. 12. 1938)
   8. Leichenschau sowie Ausstellung der Totenscheine (Dritte DVO zum Gesetz über die Vereinheitlichung des Gesundheitswesens)
   9. Heilbehandlungen nach der Reichsversicherungsordnung (Z. B. Krankenversicherung)
   10. Blutproben und körperliche Untersuchungen bei strafbaren Handlungen sowie zur Feststellung der Abstammung (Strafprozeßordnung §§ 81 a und 81 c)
   11. Amtliche Funktion, wie beispielsweise: Gesetz über Angleichung der Leistungen zur Rehabilitation
   12. Ausübung der Zahnheilkunde (Gesetz über die Ausübung der Zahnheilkunde, sowie § 6 des Heilpraktikergesetzes)

2. Was versteht man unter Ausübung der Zahnheilkunde?
   Ausübung der Zahnheilkunde ist die berufsmäßige, auf zahnärztlich wissenschaftliche Erkenntnisse gegründete Feststellung und Behandlung von Zahn-, Mund- und Kieferkrankheiten. Als Krankheit ist jede von der Norm abweichende Erscheinung im Bereich der Zähne, des

Mundes und der Kiefer anzusehen, einschließlich der Anomalien der Zahnstellung und des Fehlens von Zähnen.

3. Welche Erkrankungen werden im Sinne des Gesetzes zur Bekämpfung der Geschlechtskrankheiten als Geschlechtskrankheiten genannt?
Syphilis (Lues)
Tripper (Gonorrhoe)
Weicher Schanker (Ulcus molle)
Venerische Lymphknotenentzündung (Lymphogranulmatosis inguinalis)

4. Wann dürfen Sie als Heilpraktiker in der Geburtshilfe tätig sein?
In besonderer Notfallsituation

5. Dürfen Ärzte mit Heilpraktikern zusammenarbeiten?
Nein (Berufsordnung für die deutschen Ärzte).

6. Welcher, bisher nicht erwähnten Pflicht unterliegen sowohl Heilpraktiker als auch Ärzte?
Der Sorgfaltspflicht bei der Behandlung von Patienten unterliegen sowohl Heilpraktiker als auch Ärzte.

Kapitel X

Hygiene/Impfungen

1. Was bezeichnet man als Hygiene?
   Gemeint sind hiermit alle vorbeugenden Maßnahmen für die Gesunderhaltung der einzelnen Menschen und Völker, um körperliche Erkrankungen und alle geistigen, seelischen und sozialen Störungen fernzuhalten.

2. Was versteht man unter Desinfektion?
   Desinfektion oder Entseuchung bezeichnen Maßnahmen, die einen Gegenstand in den Zustand versetzt, daß er nicht mehr infizieren kann. Dabei kommt es zur Abtötung, Hemmung oder Entfernung aller pathogenen Mikrobien.

3. Was versteht man unter Sterilisation?
   Gemeint sind hiermit Maßnahmen, welche eine völlige Keimfreiheit bezwecken (= Entkeimung).

4. Nennen Sie einen wesentlichen Unterschied zwischen Desinfektion und Sterilisation!
   Ein desinfizierter Gegenstand ist von Krankheitserregern befreit, er muß aber nicht völlig keimfrei (steril) sein. Ein sterilisierter Gegenstand ist völlig keimfrei.

5. Welche Möglichkeit der Sterilisation kennen Sie?
   a) Durch Heißluft im Heißluftsterilisator bei bewegter Heißluft von 180 °C (Abtötung der Testkeime innerhalb 10 Min.)
   b) Durch Wasserdampf-Überdrucksterilisation im Autoklav (gespannter und gesättigter Wasserdampf von 120 °C/1 atü oder gespannter und gesättigter Wasserdampf von 134 °C 2 atü)
   c) Elektronensterilisation
   d) Chemische Sterilisation
   e) Gassterilisation mit Athylenoxidgas

6. Was versteht man unter Pasteurisieren?
Pasteurisieren = schonendes Erhitzen von Flüssigkeiten (z. B. Milch) zwischen 62 und 85 °C, um vegetative Formen der Bakterien abzutöten

7. Welche Erreger werden durch das Pasteurisieren abgetötet?
Erreger der Typhus-Paratyphus-Ruhr-Gruppe
Tuberkelbakterien
Brucellen
Eiterkokken

8. Was bezeichnet man als Hospitalismus?
Hospitalismus ist ein Sammelbegriff für alle durch bzw. während eines Krankenhaus- oder Heimaufenthalts erworbenen Schädigungen.

9. Was versteht man unter infektiösen Hospitalismus?
Man versteht hierunter Infektionen im Krankenhaus, durch die an vielen Kliniken stark verbreiteten Keime (z. B. Staphylokokken, Kolibakterien u. a.)

10. Was bedeutet Asepsis?
Asepsis = Keimfreiheit aller Gegenstände (Hände, Instrumente, Verbandstoffe), die mit der Wunde in Berührung kommen.

11. Welche Arten von chemischen Desinfektionsmitteln können unterschieden werden?
Handdesinfektionsmittel (Z. B. Zephirol)
Grobdesinfektionsmittel (Z. B. Chlorkalk)
Raumdesinfektionsmittel (Z. B. Formaldehyd)
Wäschedesinfektionsmittel (Z. B. Kresolseifenlösung 5 %)

Impfungen

1. Was bedeutet Schutzimpfung?
Durch eine Schutzimpfung kommt es zur Erzeugung einer Immunität zur individuellen und kollektiven Vorbeugung gegen Infektionskrankheiten.

2. Was versteht man unter Immunität?
Immunität = Schutz bzw. Unempfindlichkeit gegenüber einer Infektionskrankheit

3. Gegen welche Infektionskrankheiten gibt es verläßliche Impfungen?
Poliomyelitis
Diphterie
Pocken
Tetanus
außerdem stehen wichtige Impfungen zur Verfügung gegen:
Cholera
Gelbfieber
Influenza
Röteln
Tuberkulose
Virushepatitis B
Masern
Keuchhusten
Meningokokkeninfektionen
Pneumokokkeninfektionen
u. a.

4. Welche zwei Formen von Schutzimpfungen sind zu unterscheiden?
   a) aktive Schutzimpfung
   b) passive Schutzimpfung

5. Welche Möglichkeiten der aktiven Schutzimpfung gibt es?
   a) Künstliche Erzeugung einer abgeschwächten Erkrankung durch Einverleibung vermehrungsfähiger, virulenzabgeschwächter Krankheitserreger (Vakzination)
   b) Parenterale Gabe von nichtvermehrungsfähigen mikrobiellen Antigenen
   c) Lokale Gabe von nichtvermehrungsfähigen mikrobiellen Antigenen

6. Welche Möglichkeit der passiven Schutzimpfung gibt es?
Die Einspritzung von Serum aktiv immunisierter Tiere.

7. Welchen Vorteil bietet eine passive Immunisierung?
Es kommt zu einem sofortigen Wirkungseintritt. Nachteilig ist jedoch, daß die Wirkung nicht lange anhält.

Kapitel XI

Prüfungsfragen zur Selbstkontrolle ohne Antworten

1. Warum möchten Sie Heilpraktiker werden?

2. Schildern Sie kurz Ihren schulischen und beruflichen Werdegang!

3. Was ist die gesetzliche Grundlage Ihres Hierseins bei dem Gesundheitsamt in . . .?

4. Wann wurde das Heilpraktikergesetz erlassen?

5. Was regelt das Heilpraktikergesetz (sinngemäße Wiedergabe des Heilpraktikergesetzes)?

6. Was versteht man im Sinne des Heilpraktikergesetzes unter „Ausübung der Heilkunde"?

7. Wann würden Sie die Heilkunde im Umherziehen ausüben? Geben Sie Beispiele!

8. Nennen Sie die Gesetze, die Sie in Ihrer Tätigkeit als Heilpraktiker einschränken!

9. Welches Gesetz regelt die Verhütung und Bekämpfung übertragbarer Krankheiten beim Menschen?

10. Was versteht man im Sinne des BSeuchG unter krank, krankheitsverdächtig und Ausscheider?

11. Was versteht man unter unmittelbarer und mittelbarer Übertragung von Krankheiten?

12. Nennen Sie die im BSeuchG § 3 Abs. 1, 2, 3 genannten meldepflichtigen Erkrankungen!

13. Welche Auscheider werden im BSeuchG § 3 Abs. 4 genannt?

14. Was schreibt das BSeuchG zur Meldung von Tollwut?

15. Wer ist nach dem Bundesseuchengesetz § 4 Ab.1 zur Meldung verpflichtet?

16. Nennen Sie die im Bundesseuchengesetz § 45 Abs. 1 zusätzlich aufgeführten Erkrankungen, für die ein Behandlungsverbot für Heilpraktiker besteht!

17. Wer kann auf Grund der Durchführungsbestimmungen zum Heilpraktikergesetz eine Erlaubnis zur Ausübung der Heilkunde ohne Bestallung erhalten?

18. Durch welche anderen Gesetze werden Sie in Ihrer Tätigkeit als Heilpraktiker eingeschränkt?

19. Welche homöopathischen Präparate unterliegen der Verschreibungspflicht?

20. Dürfen Sie als Heilpraktiker einem Patienten Antibiotika verordnen?

21. Sie werden gleichzeitig zu 2 verschiedenen Hausbesuchen gerufen. In beiden Fällen handelt es sich um fiebernde Kinder, die Sie als HP behandeln sollen. Das 1. Kind, 6 Jahre alt, hat 38,5 °C Fieber. Das 2. Kind, 8 Jahre alt, hat nach Angaben der Mutter über 40 °C Fieber. Welche Fragen richten Sie bereits telefonisch an die Eltern? Wie verhalten Sie sich?

22. Ein Ehepaar sucht Sie in Ihrer Praxis auf. Beide klagen nach Verzehr von Kartoffelsalat über plötzliche Durchfälle, Übelkeit, Erbrechen und erhöhte Temperatur. Was ist Ihre Verdachtsdiagnose?

23. Eine Patientin konsultiert Sie in Ihrer Praxis. Sie klagt seit Monaten über Kopf- und Gliederschmerzen. Bei der Untersuchung finden Sie geschwollene Lymphknoten sowie einen fleckförmigen Ausschlag an den Fußsohlen. Was ist Ihre Verdachtsdiagnose?

24. Welche Geschlechtskrankheiten dürfen Sie als Heilpraktiker nicht behandeln?

25. Wie ist der Krankheitsverlauf bei Tripper?

26. Wie ist der Krankheitsverlauf bei Lues?

27. Welche der im Bundesseuchengesetz genannten Erkrankungen können mit Durchfällen einhergehen?

28. Wie wirken sich langanhaltende Durchfälle auf den gesamten Organismus aus?

29. Welche Komplikationen können nach einer Ruhr-Erkrankung auftreten?

30. Nennen Sie die Leitsymptome bei Botulismus!

31. Was ist der Unterschied zwischen Typhus abdominalis und Paratyphus?

32. Bei welchen der im Bundesseuchengesetz genannten Erkrankungen kommt es zu Hautveränderungen?

33. Wie können Pocken von Windpocken differentialdiagnostisch abgegrenzt werden?

34. Wie kann man Masern von Scharlach unterscheiden?

35. Sie werden zu einem 5jährigen Jungen gerufen, der über Kopfschmerzen, Gliederschmerzen sowie allgemeines Krankheitsgefühl klagt. Das Fieber liegt bei 38,5 °C. Bei der Untersuchung fällt Ihnen eine Ohrspeicheldrüsen-Schwellung auf. Welchen Verdacht haben Sie?

36. Eine Krankenschwester kommt als Patientin zu Ihnen. Sie klagt über Abgeschlagenheit in den letzten Tagen. Manchmal tritt auch Durchfall im Wechsel mit Obstipation auf. Im Vordergrund der geklagten

Beschwerden stehen Kopfschmerzen und Gelenkschmerzen. An welche Erkrankung denken Sie?

37. Welche Stadien einer akuten Hepatitis kennen Sie und welche Verlaufsformen kommen vor?

38. Wo wird das Hepatitisvirus ausgeschieden?

39. Wie wird die Virushepatitis übertragen?

40. Welche allgemeinen Übertragungswege gibt es?

41. Was versteht man unter Inkubationszeit?

42. Welche Fiebertypen sind zu unterscheiden?

43. Welche Bedeutung hat ein Schüttelfrost?

44. Erklären Sie den Unterschied zwischen Tetanus (Wundstarrkrampf) und einer Tetanie!

45. Nennen Sie die Anfangssymptome der Diphtherie!

46. Welche anderen Erkrankungen verursachen ähnliche Symptome wie die Diphtherie?

47. Eine 65jährige Patientin betritt Ihre Praxis, welche sich im 1. Stock eines Hochhauses befindet. Bei Eintritt in Ihre Praxis fällt Ihnen direkt eine ausgeprägte Kurzatmigkeit der Patientin auf. Woran denken Sie und welche Fragen sind an die Patientin zu richten?

48. Welche allgemeinen Kontrollen müssen bei herzkranken Patienten durchgeführt werden?

49. Wann spricht man von Herzinsuffizienz? Welche Formen der Herzinsuffizienz kennen Sie?

50. Durch welche Ursachen können Herzkrankheiten hervorgerufen werden?

51. Wie kann ein Angina pectoris von einem Myokardinfarkt abgegrenzt werden?

52. Zu welchen physiologischen Veränderungen kommt es bei einem Herzinfarkt?

53. Beschreiben Sie den Blutkreislauf!

54. Zu welchen Erscheinungen kommt es bei einer Digitalis-Überdosierung?

55. Was versteht man unter einer Zyanose? Wodurch entsteht eine Zyanose?

56. Eine 50jährige Patientin erscheint in Ihrer Praxis, weil sie eine „schwache Blase“ hat. Sie klagt insbesondere über nächtliches, häufiges Wasserlassen. Die Wasseransammlungen in den Beinen habe sie schon länger. Woran denken Sie? Welchen Verdacht haben Sie?

57. Was versteht man unter Dyspnoe, Orthopnoe, Apnoe sowie unter Kußmaulsche Atmung und Cheyne-Stokessche Atmung?

58. Was ist eine Anämie?

59. Ist die perniziöse Anämie eine typische Anämieform? Um was für eine Erkrankung handelt es sich bei der Perniziosa?

60. Was versteht man unter Intrinsic faktor?

61. Wodurch kann es zu Mangelanämie kommen?

62. Erklären Sie den Unterschied zwischen Leukämie und Leukozytose!

63. Bei einer Autofahrt über die Autobahn werden Sie Zeuge eines schweren Verkehrsunfalls. Am Unfallort treffen Sie dabei auf eine junge Frau, welche bewußtlos ohne sichtbare Verletzungen in ihrem Wagen liegt. Wie verhalten Sie sich?

64. Was versteht man unter einem Schock und was unter einem Koma?

65. Welche Formen des Komas kennen Sie?

66. Nennen Sie die Leitsymptome des diabetischen Komas!

67. Dürfen Sie als Heilpraktiker einem Patienten Insulin injizieren?

68. Aus welchen Abschnitten besteht der Verdauungstrakt?

69. Nennen Sie die in die Mundhöhle mündenden Speicheldrüsen!

70. Ein 51jähriger Patient klagt über starke Schluckbeschwerden bei der Nahrungsaufnahme. Welche Erkrankungen könnten hier vorliegen?

71. Was versteht man unter einer Ösophagusvarizenblutung?

72. Durch welche Erkrankung kommt es zur Bildung von Ösophagusvarizen?

73. Wo liegt der Magen?

74. Welche Aufgaben hat der Magen und welche Magendrüsen gibt es?

75. Welche Magenuntersuchungen können Sie als Heilpraktiker durchführen?

76. Eine Patientin klagt über Übelkeit, Erbrechen, Druck- und Völlegefühl sowie Widerwillen gegen Essen. Alkohol wird von ihr überhaupt nicht vertragen. An welche Erkrankung denken Sie?

77. Ein Patient klagt über Schmerzen im Oberbauch. Nach Nahrungsaufnahme verschwinden die Schmerzen. Der Patient leidet seit Jahren an Obstipation sowie saurem Aufstoßen und Sodbrennen. Welchen Verdacht haben Sie? Wie kann Ihre Verdachtsdiagnose bestätigt werden?

78. Welche Ernährungsempfehlung geben Sie einem Patienten bei Ulcus ventriculi oder duodeni?

79. Welche Komplikationen können bei Ulcusleiden auftreten?

80. Eine 50jährige Patientin klagt über Appetitverlust, Abneigung gegen Fleisch und Wurst. Sie gibt an, in den letzten Wochen enorm an Gewicht verloren zu haben. Der Grund ihres Besuches in der Heilpraktiker-Praxis ist aber ihre Feststellung, seit zwei Tagen Blut im Stuhl zu haben. Woran denken Sie? Welche weiteren Untersuchungen veranlassen Sie?

81. Welche Aufgabe hat der Dickdarm?

82. Welche Aufgabe hat der Appendix?

83. Wie diagnostizieren Sie eine Appendizitis?

84. Welche Veränderungen der Stuhlfarbe können Hinweise auf Erkrankungen geben?

85. Wodurch kommt die braune Stuhlfärbung?

86. Welche Arten von Abführmitteln sind zu unterscheiden?

87. Was versteht man unter Roemheld-Syndrom?

88. Was ist ein Ileus und welche Formen sind dabei zu unterscheiden?

89. Welche Behandlungsmaßnahmen kommen bei akuter Enteritis in Betracht?

90. Bei der Untersuchung einer 41jährigen Patientin stellen Sie ein positives Undulutationsphänomen (Aszites) fest. Der Leib der Patientin ist dabei aufgetrieben und der Nabel verstrichen. Welche Ursachen kommen hierfür in Betracht?

91. Wo liegt die Bauchspeicheldrüse?

92. Welche Aufgabe hat die Bauchspeicheldrüse?

93. Sie werden telefonisch zu einer Patientin gerufen, die nach einer reichlichen Mahlzeit plötzlich heftigste Oberbauchschmerzen mit Rückenausstrahlung bekam. Bei Eintreffen in die Patientenwoh-

nung finden Sie eine Patientin mit Schocksymptomen und stärksten Schmerzen. An welche Erkrankung denken Sie? Was machen Sie?

94. Mit welchen Symptomen zeigt sich eine chronische Pankreatitis?

95. Ein Patient klagt seit längerer Zeit über Appetitlosigkeit, Oberbauchbeschwerden, Übelkeit und enorme Gewichtsabnahme. Gelegentlich kommt es zum Erbrechen. Blähungen und Verstopfungen gibt der Patient bei Befragung seit Jahren an. Woran denken Sie?

96. Welche Formen von Pankreaskarzinomen kennen Sie? Wie kann die Diagnose gesichert werden?

97. Wo liegt die Leber? Wie wird eine Leberpalpation durchgeführt?

98. Welche Aufgaben hat die Leber?

99. Was versteht man unter dem Bilirubinkreislauf?

100. Was bezeichnet man als direktes und indirektes Bilirubin?

101. Welche äußeren sichtbaren Veränderungen können den Verdacht auf eine Lebererkrankung lenken?

102. Welchen Palpationsbefund erhält man bei einer Leberzirrhose?

103. Was ist ein Ikterus und wodurch kann dieser entstehen?

104. Sie werden zu einem Patienten gerufen. Bei dem Patienten finden sich heftigste Schmerzen im rechten Oberbauch, die den rechten Rippenbogen entlang in den Rücken ziehen. Dem Patienten ist dabei übel und hat erbrochen. Woran denken Sie? Welche Maßnahmen ergreifen Sie?

105. Welche Komplikationen können aus einer Gallensteinkolik entstehen?

106. Was versteht man unter einer Cholezystitis und wodurch wird sie in den meisten Fällen ausgelöst?

107. Was versteht man unter einer Cholangitis und mit welchen Symptomen tritt sie in Erscheinung?

108. Nennen Sie die Abschnitte des Harnapparates!

109. Dürfen Sie als Heilpraktiker einen Blasen-Katheter legen?

110. Was bezeichnet man als Primärharn?

111. Nennen Sie die Aufgaben der Nieren!

112. Was versteht man unter Oligurie, Anurie, Polyurie und Pollakisurie?

113. Welche Urinuntersuchungen können Sie als Heilpraktiker durchführen und welche Ergebnisse durch die Harnuntersuchungen erhalten?

114. Welche krankhaften Veränderungen können im Urinsediment beobachtet werden?

115. Wodurch wird in vielen Fällen eine akute Glomerulonephritis ausgelöst?

116. Mit welchen Symptomen zeigt sich eine akute Glomerulonephritis?

117. Eine 20jährige Patientin kommt in Ihre Praxis und klagt über Fieber. Sie gibt Schmerzen in der Nierengegend an und leidet unter häufigem Harndrang. Das Wasserlassen bereitet ihr Schmerzen. Woran denken Sie? Wie verhalten Sie sich?

118. Welche Symptome können auf eine chronische Pyelonephritis hinweisen?

119. Mit welchen Symptomen zeigt sich das Koma uraemicum?

120. Welche Symptome können Hinweis auf das Vorliegen eines Nierentumors geben?

121. Mit welchen Symptomen geht eine Blasenentzündung einher?

122. Was bezeichnet man als Reflexbogen?

123. In welche Abschnitte wird das Gehirn unterteilt?

124. Was versteht man unter Meningitis und Meningismus?

Stichwortverzeichnis

I

Empfehlenswerte und weiterführende Literatur:

Anatomie, Text und Atlas, Urban & Schwarzenberg Verlag
Physiologie, Lehrbuch und Atlas, Urban & Schwarzenberg Verlag
Bau und Funktion des menschlichen Körpers, Urban & Schwarzenberg Verlag
Anamnese und Befund, Thieme-Verlag
Die körperliche Untersuchung, Springer-Verlag
Pschyrembel, Klinisches Wörterbuch, De Gruyter-Verlag
Rote Liste, Editio Cantor GmbH
Lehrbuch der Inneren Medizin, Schattauer-Verlag
Differentialdiagnose innerer Krankheiten, Thieme-Verlag
Leitsymptome, Handbuch für Studenten und Ärzte, Mediscript-Verlag
Kleine Orthopädie, Thieme-Verlag
Harnfibel, von Heyden GmbH/München
Praktikum des Infektions- und Impfschutzes, Verlag Hoffmann, Berlin
Allgemeine Infektionslehre, Sommer-Verlag
Bundesseuchengesetz, Verlag Reckinger & Co., Siegburg

Der psychosomatisch Kranke in der Praxis, Springer-Verlag
Akute Notfälle, Thieme-Verlag
Notfallmedizin für Heilpraktiker, Sommer-Verlag
Lehrbuch der inneren Medizin, Thieme-Verlag
Taschenbuch der Anatomie Band 1–3, Gustav Fischer Verlag
Homöopathische Grundlagen in Frage und Antwort, Haug-Verlag